外来・病棟で役立つ！

不眠診療
ミニマムエッセンス

井上真一郎
新見公立大学健康科学部看護学科

中外医学社

はじめに

　精神科には不眠を主訴とする患者さんがよく来られるため、精神科医は日常的に不眠症診療を行っています。一方、一般外来や一般病棟で不眠を訴える患者さんもたくさんおられますが、対応する医師にとって、不眠は実際に治療している身体疾患とは別物であるため、ともすれば軽視されてきた面があるかもしれません。ただし、不眠を訴える患者さんは年々増えており、一般外来や一般病棟でその対応に困っている医師も多いのではないでしょうか？

　近年になって、不眠症の治療は新たなステージに入ったと言っても決して過言ではありません。新しい作用機序の睡眠薬が複数登場し、不眠症に対する薬剤の選択肢は大幅に拡がりました。また、従来から頻用されてきたベンゾジアゼピン受容体作動薬の副作用が一般にも広く知られるようになった今、医師に求められる診察内容や処方薬も変わりつつあります。では、不眠症の患者さんにどのように説明し、どの睡眠薬を出せばよいのか？いわゆる「睡眠薬」以外に適切な薬はないのか？増やし方はどうするのか？併用してもよいのか？いつまで続けるのか？減らし方や中止方法は？……睡眠薬の使用を巡っては、思いつくだけでも数多くの臨床疑問が涌いてきます。ただし、いずれについても「いくら本を読んでも、文献を調べても、講演会に参加しても、イマイチよくわからない！」という声を耳にすることがあります。そして、睡眠衛生指導（非薬物療法）の大切さをいくら強調されても、「忙しい診察時間の中で、生活指導までするのは現実的にムリ！！」というのが医師の本音ではないでしょうか？

　また、一般病院における精神科医の不足によって、睡眠薬に関するアドバイスが薬剤師さんに求められる場面は年々増えています。さらには、一般病棟の入院患者さんに『せん妄ハイリスク患者』が大多数を占める中、医

師が指示した「不眠時」や「不穏時」の薬をどのように使うかの最終判断は、現場の看護師さんにゆだねられています。また、投与された薬の効果や副作用をモニタリングするのも、最もベッドサイドに近い看護師さんの役割に他なりません。

　そこで本書では、一般外来や一般病棟でみられる不眠について、適切な評価や薬物治療、そして非薬物治療（睡眠衛生指導やケア）などを短時間で効果的・効率的に行うことを目的として、医師のみならず看護師さんや薬剤師さんにも有用な内容となるよう、実践を強く意識しながら具体的にまとめてみました。不眠症に対する標準的かつ詳細なアプローチについては、ぜひガイドラインを参考にしていただきたいと思いますが、本書ではそれらとの差別化として、よりシンプルなアプローチ内容を、著者の臨床経験に基づいて具体的に解説したいと思います。私がふだん行っている不眠に関する講義内容を、図表を豊富に使いながらライブ感覚で読めるように工夫しましたので、ぜひご一読下さい！

2021年8月吉日

岡山大学病院精神科神経科　井上真一郎

目　次

注 1. 睡眠障害国際分類第 3 版（The International Classification of Sleep Disorders, Third Edition: ICSD-Ⅲ）で「不眠症」は「不眠障害」に呼称変更されましたが、本書では一般的に馴染みのある「不眠症」で統一します。

注 2. 本書の中でも解説していますが、ベンゾジアゼピン受容体作動薬とは、ベンゾジアゼピン系薬剤＋非ベンゾジアゼピン系薬剤のことを指します。

1章

外来編
―短時間で行う能率的な不眠対策―

不眠症に対するアプローチ

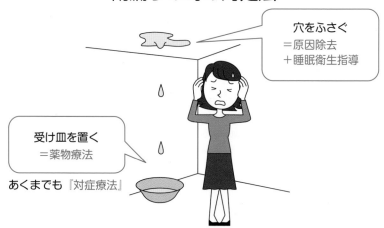

雨漏りの時の対処法

穴をふさぐ
＝原因除去
＋睡眠衛生指導

受け皿を置く
＝薬物療法

あくまでも『対症療法』

＊原因の除去や睡眠衛生指導を行わず、睡眠薬の投与だけでは、
決して根本的な解決にならない

＊根本的に解決しないと、薬を延々と投与し続けるだけでなく、
徐々に大きな受け皿（＝強い薬）が必要になってしまう

JCOPY 498-22934

解説

　不眠症の場合、例えば痛みで目が覚めるとか、不安でなかなか眠れないなど、必ず何らかの原因があります。

　この「原因」は、たとえると天井に開いた『穴』のようなもので、そこから雨漏りが始まります。そして、眠れなくなると、なんとか寝ようとして早く寝床に入ったり、寝る前にお酒を飲んだりと、好ましくない生活習慣が身についてしまいます。つまり、その『穴』がさらに広がっていくのです。

　大きく開いた穴からは、どんどん雨の滴が垂れてきます。

　さしあたりの対策として、まずは洗面器などの『受け皿』を置きます。これは、不眠症の患者さんに行われる薬物療法そのものです。

　このように考えると、薬物療法はあくまでも対症療法であり、根本的な解決にはなっていないことが分かっていただけるのではないでしょうか。

　われわれ医療者は、ともすると不眠症の患者さんに対してすぐに睡眠薬を出し、よく眠れるようになると、もうそれで満足してきたように思います。実際には、穴はふさがっていないだけでなく、だんだん広がっていくため、たくさんの雨の滴が落ち続けてきます。そうなると、今度は大きなバケツ、つまりさらに強い薬が必要になってしまいます。

　不眠症に対するアプローチとは、原因の除去と睡眠衛生指導、そして薬物療法の３本柱です。決して薬物療法のみに終始しないよう、十分注意しましょう。

不眠の訴え

```
┌─────────────────┐
│  ＜患者＞        │
│  不眠の訴え      │
└─────────────────┘
```

評価

```
┌─────────────────┐
│ 「不眠症」の診断 │
└─────────────────┘
```

対応

① 原因の精査と除去	② 睡眠衛生指導	③ 薬物療法 （必要に応じて）
・原因は何か？ ・SASはないか？ ・RLSはないか？ ・背景にうつ病はないか？	・生活習慣を見直す（パンフレットを使う）	・不眠症のパターンの確認 ・薬剤選択 　オレキシン受容体拮抗薬 　鎮静系抗うつ薬 　ベンゾジアゼピン受容体作動薬 　その他 ・メリット/デメリットの説明 ・減量中止の時期・方法の説明

＊SAS：睡眠時無呼吸症候群
＊RLS：レストレスレッグス症候群

JCOPY 498-22934

　一般外来で、患者さんが不眠を訴えることはよくあります。ただし、精神科医以外の非専門家にとって、忙しい外来診療の中で、本来治療対象ではない「不眠」に多くの時間や労力をかけられないのが実情ではないでしょうか？

　米国睡眠医学会では、不眠症の治療として認知行動療法（cognitive behavioral therapy for insomnia: CBT-I）が推奨されています。一方で、CBT-I は専門性が要求されるだけでなく、とても時間がかかるため、決して現実的ではありません。

　とはいえ、不眠について、毎回精神科に診察を依頼するのも手間です。

　そこで、実際には、自分の使い慣れた睡眠薬を処方して様子を見る、ということが日常診療で当然のように行われています。

　近年になって、新しい作用機序の睡眠薬が複数登場しました。また、これまで多用してきたベンゾジアゼピン受容体作動薬の副作用が明らかとなり、不眠症の治療は、間違いなく新しい時代に入ったと断言できます。

　不眠を訴える患者さんに対して、まずは不眠症と診断できるかどうかについて評価します。そして、もし不眠症であれば、①原因の精査と除去に加えて②睡眠衛生指導を実施し、必要に応じて③薬物療法を行う、といった流れでアプローチするのが効率的です。

　一見するとやるべきことはとても多そうですが、この本を読んでいただき、流れがつかめてくると、実際にはきわめて短時間で行うことが可能です。では、早速始めましょう！

Message

「先生、眠れません！」という訴えだけでは、治療が必要な『不眠症』かどうかは分かりません。日中の眠気があるかどうかについて、必ず確認しましょう。

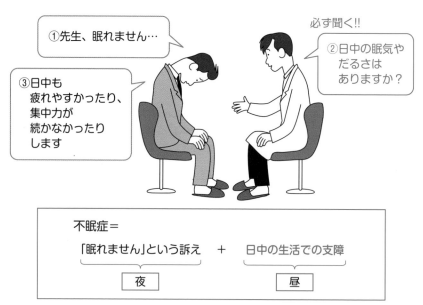

①先生、眠れません…

必ず聞く!!
②日中の眠気やだるさはありますか？

③日中も疲れやすかったり、集中力が続かなかったりします

不眠症＝
「眠れません」という訴え　＋　日中の生活での支障
夜　　　　　　　　　昼

＊睡眠時間の長短は関係ありません

「眠れません！」という訴えがあれば、患者は不眠を認めていると考えられます。ただし、不眠＝不眠症ではありません。

「不眠」とは症状のことで、「不眠症」は診断名です。つまり、「不眠症」と診断されて、初めて積極的な治療が必要ということになります。

「不眠症」と診断するためには、日中の生活に支障をきたしていることが条件です。そこで、不眠を訴える患者さんには必ず、「日中の眠気やだるさはありますか？」と尋ねるようにしましょう。

具体的に、①日中の眠気、②倦怠感、③集中力の低下、④仕事上のミスや能率低下などがあれば、日中の生活に支障をきたしていると考えられるため、不眠症と診断できます。

患者さんの「眠れません！」という訴えだけで、安易に睡眠薬を処方しないことが大切です。

不眠の訴えは、「何とかして下さい」「薬を出して下さい」というサインでもあるため、医師はつい処方したくなります。ただし、確認してみると、実は日中の生活に支障がないことはよくあります。

患者さんだけでなく、医師も、不眠については"夜"の情報を重視してしまいがちです。実は"昼"に着目することが評価のポイントで、これは意外と盲点かもしれません。

Tips

- 「不眠」とは、患者さんが訴える『症状』のことで、例えば「腹痛」や「めまい」などと同じです。
- 「不眠症」とは、治療が必要な不眠を示す『病名』または『診断名』のことで、例えば「虫垂炎」や「メニエール病」などと同じです。

Message

不眠症ではないのに睡眠薬を欲しがる患者さんに対応するための 3 原則は、①後出しジャンケン、②切り札は最後に、③伝家の宝刀、の 3 つです。

本来不要な睡眠薬を要求する患者
対応3原則

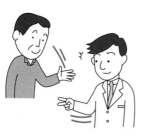 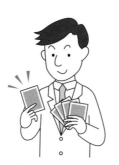 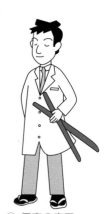

① 後出しジャンケン

② 切り札は最後に

③ 伝家の宝刀

睡眠薬が欲しい理由を尋ね、誤解があれば解くなど、勝つための作戦を考える	まず睡眠薬のメリットを説明し、その後で切り札としてデメリットを強調する	個人の経験による判断ではなく、「厚生労働省」の勧告であることを伝える

「眠れません！」と訴えるだけでなく、「睡眠薬を下さい!!」と強く迫ってくる患者さんがいます。忙しい外来の中で、「本当にこの患者さんに睡眠薬が必要なのか？」という評価を行う時間もとれず、つい睡眠薬を出してしまいがちです。

ただし、不眠症ではない患者さんに対して不要な睡眠薬を出すことは、患者さんにとって大きなデメリットです。では、どのような戦略で臨めばよいでしょうか？それには、以下の3つがポイントです。

1つめは、「後出しジャンケン」です。「なぜ睡眠薬が欲しいのですか？」などと尋ね、本人の思いや睡眠薬についてのとらえ方を確認します。そして、何らかの誤解がある場合は、それを解くようにするなど、説明内容の作戦を立てることが大切です。後出しジャンケンなら、確実に勝負に勝つことができます。

2つめは、「切り札は最後に」です。睡眠薬を欲しがる患者さんを前にすると、ついデメリットばかりを一方的に伝えがちになります。有効なのは、まずメリットについて伝えた上で、デメリットのほうを特に強調することです。後半に話したことのほうが、患者さんにとってはインパクトがあります。強いカードは、最後にとっておくのが勝負の秘訣といえるでしょう。

3つめは、「伝家の宝刀」です。要するに、"とっておきのモノ"のことで、ここは『厚生労働省』の力をお借りしましょう。「安易な睡眠薬の内服はやめるべき」というのは、決して医師個人の経験に基づく判断ではなく、国を挙げて『厚生労働省』が注意勧告をしていることをお伝えすると、説得力が増すこと間違いありません。

そして、その上で睡眠薬の代替手段について伝えることが大切です。実際には、睡眠衛生指導のパンフレットなどをお渡しするのが効率的です（後述します）。

Message

不眠症だとしても、決してすぐに睡眠薬を出そうとしてはいけません。問診を続けて、必ず不眠の原因を探りましょう。

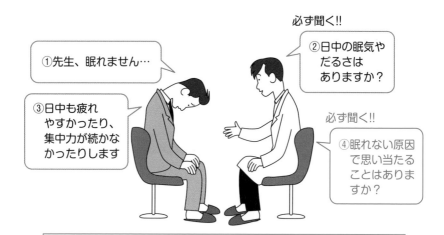

①先生、眠れません…

③日中も疲れやすかったり、集中力が続かなかったりします

必ず聞く!!
②日中の眠気やだるさはありますか？

必ず聞く!!
④眠れない原因で思い当たることはありますか？

不眠の原因を探り、それを取り除くことをまず考える
参考）発熱患者 → 問診・聴診・血液検査などで発熱の原因を
　　　　　　　　精査・除去する

JCOPY 498-22934

　例えば、患者さんに発熱を認めた場合、どのような順序で診察しますか？

　まず問診や聴診、触診などを行い、必要に応じて血液検査などを実施して、発熱の原因を探ります。そして、もし発熱の原因が肺炎であれば抗菌薬の投与を行い、インフルエンザであれば抗インフルエンザ薬を処方することになります。

　つまり、発熱の原因が何かによってアプローチが異なるため、原因を調べることは治療を行う上で必要不可欠です。当然ですが、解熱剤を出して「ハイ、おしまい」ではその場しのぎにすぎず、結局のところ何の解決にもなっていません。

　不眠症の患者さんにも、実はこれと全く同じ対応を行います。

　不眠をきたす原因が部屋の暑さであればクーラーを使うように指導しますし、痛みが強いのであれば睡眠薬ではなく鎮痛薬の処方が先になりますね。

　冒頭で説明したように、雨漏りをなおすためには、穴の部分を修繕する必要があるのです。

　ただし、多くの医師は、発熱の患者さんには正しくアプローチしているにも関わらず、不眠症を訴える患者さんに対しては、ともすれば安易に睡眠薬の処方に走りがちです。

　はやる気持ちをおさえて、まずは原因を探るようにしましょう。

Message

不眠の原因として、以下のようなものが挙げられます。患者さん自身では思いつきにくいため、いくつか具体例を挙げて尋ねてみるのがよいでしょう。

不眠症の主な原因

生理	環境変化、生活習慣、明るさ、騒音、温度など
身体	痛み、嘔気・嘔吐、呼吸困難、瘙痒感、 倦怠感、腹部膨満感、発熱、頻尿、透析 SAS、RLS など
薬	ステロイド、オピオイド、利尿薬、向精神薬 離脱（アルコールやベンゾジアゼピン受容体作動薬） アルコール、カフェイン（コーヒーやお茶）など
精神疾患	うつ病、適応障害、不安障害、せん妄など
心理	ストレスや不安（病気、生活、仕事、人間関係）など

＊SAS: 睡眠時無呼吸症候群
＊RLS: レストレスレッグス症候群

すでに述べたように、不眠症と考えられる場合、次に行うことはその原因を探ることです。不眠症の原因が分かれば、それを取り除くことで改善する可能性があります。

ただし、例えば「眠れない原因で、何か思い当たることはありますか？」などと尋ねても、患者さんはイメージしづらく、答えにくいかもしれません。

そこで、左の表をざっと頭に入れておきましょう。ただし、全ての項目を一つひとつ確認するのは時間的に無理なので、いくつか具体例を挙げながら尋ねてみるのが能率的です。

「眠れない原因で、何か思い当たることはありますか？例えば、環境が変わったとか、身体が痛いとか、新しい薬を飲み始めてからとか、不安なことがあるとか……？」

この表を覚えておくことで、問診が短時間でむだけでなく、聞き漏らしが少なくなると思います。ただし、不眠症の原因は決して1つではなく、複数のことがほとんどです。したがって、1つ見つかったから「OK！」と安易に考えないよう注意しましょう。

なお、睡眠時無呼吸症候群（SAS）とレストレスレッグス症候群（RSL）、うつ病については、それぞれ専門的な治療が必要です。診察場面では必ず除外をしておきたいので、短時間で行う評価のポイントや対応方法などについて、順に解説していきたいと思います。

Message

睡眠時無呼吸症候群（SAS）でみられる「夜間のいびき」や「呼吸停止」は、本人にその自覚がないことが多いため、問診を工夫する必要があります。

SASの診断基準

☆有病率3-4%

A. 以下のうち少なくとも1つがある
 1. 患者は眠気、非回復性の睡眠、疲労感、あるいは不眠の症状を訴える
 2. 患者は呼吸停止、喘ぎ、あるいは窒息感とともに目覚める
 3. 他者が患者の睡眠中に習慣性のいびき、呼吸の中断を報告する
 4. 高血圧、気分障害、認知機能障害、冠動脈疾患、脳卒中、
  うっ血性心不全、心房細動、2型糖尿病と診断されている
B. 睡眠ポリグラフ検査（PSG）、あるいは検査施設外睡眠検査（OCST）で、
 睡眠1時間あたり[無呼吸＋低呼吸]を5回以上認める

（睡眠障害国際分類第3版(ICSD-3)より一部改変）

尋ね方のポイント

「夜、自分のいびきや息苦しさが原因で目が覚めたり、
A-2
家族などから息が止まっていることを指摘されたり、
A-3
日中に耐えがたい眠気があったりしませんか？」
A-1

特にA-4の患者さんや肥満傾向の患者さんには積極的に確認する！

JCOPY 498-22934

睡眠時無呼吸症候群（SAS）は、睡眠中に上気道が閉塞することによって無呼吸をきたす疾患です。

診断基準 A-4 にあるように、高血圧や糖尿病などの生活習慣病や虚血性心疾患の患者さんに多いことから、一般外来でそのような患者さんを診察する際には十分注意が必要です。特に肥満傾向の患者さんに不眠症を認めた場合には、積極的に確認するようにしましょう。

SAS は睡眠薬による薬物療法ではなく、持続陽圧呼吸（CPAP）やマウスピース、手術、生活指導などで改善が見込めます。したがって、不眠症と考えられる場合は、SAS を絶対に見逃さないことが大切です。

ただし、夜間のいびきや呼吸停止などは、必ずしも自分では気がつかないため、患者さん自身に確認する際には次のように尋ねるのがポイントです。

「夜、自分のいびきや息苦しさが原因で目が覚めたり、家族などから息が止まっていることを指摘されたり、日中に耐えがたい眠気におそわれることがあったりしませんか？」

このように、問診を工夫して、自覚症状だけでなく客観的な評価を確認することが重要です。そして、もし SAS が疑われる場合は、検査や治療が可能な診療科や医療機関に紹介しましょう。

Message

レストレスレッグス症候群（RLS）は治療効果が高いため、決して見逃さないように注意し、アカシジアとの鑑別も念頭に置きましょう。

RLSの診断基準

☆有病率2-4%

A. 脚を動かしたくてたまらない衝動と不快感
B. 安静時に悪化する
C. 脚の運動により不快感が軽減ないし消失する
D. 夕方から夜に増悪する　＊3項目で疑い例、4項目全て満たすと確定

尋ね方のポイント

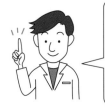

「夜、横になっていてもジッとできなくて、
　　D　　　　　　　　　B
脚を動かしたくなるような、ムズムズする感じは
　　　　　　　　　　　　　　A
ありませんか？」

解 説

　レストレスレッグス症候群（RLS）は、主に夜間に脚などがムズムズして落ち着かなくなり、ジッと横になることができず、不眠をきたす疾患です。

　原因がハッキリしている二次性 RLS と、原因がよく分からない特発性 RLS があり、二次性 RLS は原因の治療によって改善しますし、特発性 RLS では薬物療法が奏効します。したがって、不眠症と考えられる場合は、RLS を絶対に見逃さないことが大切です。

　評価を行う際には、RLS の診断基準に沿って、まずは次のように尋ねるのがよいでしょう。

　「夜、横になっていてもジッとできなくて、脚を動かしたくなるような、ムズムズする感じはありませんか？」

　なお、アカシジア（静坐不能症）と症状が似ているため、十分注意が必要です。鑑別のポイントとして、アカシジアの場合はメトクロプラミド（プリンペラン®）やスルピリド（ドグマチール®）などの消化管運動改善薬、そしてハロペリドール（セレネース®）やリスペリドン（リスパダール®）などの抗精神病薬が原因となることや、その投与後に症状が現れることなどが挙げられます。

Message

RLS は訴えや部位が多彩で、自分から訴えない人も多く、見逃されやすいため、積極的に尋ねる必要があります。

RLSは見逃されやすい

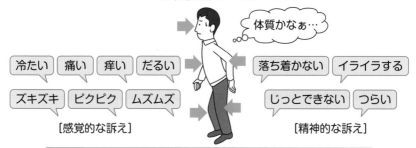

体質かなぁ…

| 冷たい | 痛い | 痒い | だるい | | 落ち着かない | イライラする |

| ズキズキ | ピクピク | ムズムズ | | じっとできない | つらい |

［感覚的な訴え］　　　　　　　　　　［精神的な訴え］

［見逃されやすい理由］
①訴えにバリエーションがある
　→分かりやすく「ムズムズする！」と訴えてはくれない
②部位にバリエーションがある
　→脚とは限らず、上肢、体幹、顔面に出ることもある
③自分からは訴えないことが多い
　→「そのような体質なのだろう」と考えている人も多い

JCOPY 498-22934

解 説

　RLS の有病率は 2〜4％ と比較的高いため、外来でもよく見られる疾患のはずです。ただし、実は見逃されやすいことが知られており、それには 3 つの理由が挙げられます。

　1 つめの理由として、RLS は「むずむず脚症候群」と訳されますが、患者さんは「むずむずします！」と分かりやすく訴えてはくれません。「痛い」「だるい」「ズキズキする」などの感覚的な訴えの他、「落ち着かない」「イライラする」「つらい」などの精神的な訴えがみられることもあり、訴えの内容がかなり多彩という特徴があります。

　2 つめの理由は、「むずむず脚症候群」であるにもかかわらず、症状が出るのは必ずしも脚とは限らないことです。腕、腹部、顔面など、部位にもかなりバリエーションがあることに注意が必要です。

　3 つめの理由は、患者さんは RLS による苦痛を病気と思っておらず、人によってはもともとの体質ととらえていることです。これは、RLS が一般にあまり知られていないことが要因の 1 つと考えられます。必ずしも自分から症状を訴えない患者さんもいることを知っておき、ぜひ積極的に確認するようにしましょう。

Message

. . . .

RLSでは、まず二次性RLSの可能性を考えて原因を探り、それを取り除きながら、必要に応じて薬物療法を行います。原因が明確でなければ、特発性RLSとして薬物療法を行います。

RLSの原因とアプローチ

【特発性RLS】 特定の原因なし	【二次性RLS】 (併存する疾患や薬剤などに起因) ・鉄欠乏・脊髄疾患・ビタミンB/葉酸欠乏 ・腎不全/透析・パーキンソン病・妊娠 ・アルコール・多系統萎縮症・胃切除後 ・末梢神経障害・慢性関節リウマチ ・抗うつ薬/抗精神病薬/抗ヒスタミン薬など

薬物療法	原因除去/ (必要に応じて) 薬物療法

JCOPY 498-22934

解 説

　RLS の可能性が高いと考えられる場合、まずは二次性 RLS の可能性を念頭に置いて原因を探りましょう。

　その際、左図に挙げたような疾患や内服薬を確認することになります。中でも、鉄欠乏性貧血はよくみられるだけでなく、高い治療効果が期待できます。したがって、もし RLS の可能性がある場合、できれば血清鉄やフェリチンなどを測定し、血清フェリチン値が 50μg/dL を超えるまで鉄剤投与を行いましょう。

　また、抗うつ薬や抗精神病薬、抗ヒスタミン薬を内服中であれば、それらの薬剤が原因の RLS かもしれないため、減量や中止を検討しましょう。

　透析患者では、かなり高率に RLS がみられます。ただし、透析患者に見られる不眠症は、「昼間の透析中に眠ってしまうので、夜が眠れないのだろう」と考えられてしまい、RLS が見逃されることもあるため、十分注意が必要です。

　腎移植などの治療によって RLS が改善することもありますが、当然ながらすぐにできる治療ではないため、原則的には薬物療法が主体となります。具体的な薬物療法については後述しますが、透析患者では腎排泄率の高い薬剤の使用を避けることが重要です。

Message

特発性 RLS の薬物療法では、内服が可能かどうか、腎機能障害があるかどうか、自動車運転が必要かどうかなどの観点から、適切な薬剤を選択するようにしましょう。

RLS の治療薬

薬剤名 （一般名）	分類	保険適用	形状	排泄経路	用量	特徴
ビ・シフロール® （プラミペキソール）	ドパミンアゴニスト（第一選択）	○	錠剤	腎	0.125〜0.75 mg（眠前）	・即効性が期待できる ・高度の腎機能障害を有する患者には使用を避ける ・augmentation（症状増強）に注意 ・【警告】突発的睡眠が見られることがあり、自動車運転などをさせないこと（添付文書）
ニュープロ® パッチ （ロチゴチン）		○	貼付剤	肝	2.25〜6.75 mg（眠前）	・内服不可や腎機能障害、日中にも症状がある患者に有用である ・肩、上腕部、腹部、側腹部、臀部、大腿部のいずれかに貼付し、24 時間ごとに貼り替える ・入浴前に剝がし、入浴後に貼付すると忘れにくい ・貼付部位の発赤・瘙痒に注意 ・【警告】突発的睡眠が見られることがあり、自動車運転などをさせないこと（添付文書）
レキップ® （ロピニロール）		×	錠剤	肝	0.25〜4 mg（眠前）	・即効性が期待できる ・腎機能障害の患者にも有用である ・【警告】突発的睡眠が見られることがあり、自動車運転などをさせないこと（添付文書）
レグナイト® （ガバペンチンエナカルビル）	A2σリガンド	○	錠剤	腎	300〜600 mg（夕食後）	・睡眠深度の増強作用がある ・RLS に伴う痛みに有効なことがある ・眠気やフラツキを生じることがある ・高度の腎機能障害には禁忌 ・【重要な基本的注意】眠気、注意力・集中力・反射運動能力等の低下等が起こることがあるため、自動車運転などをさせないよう注意すること（添付文書）
ランドセン®/ リボトリール® （クロナゼパム）	ベンゾジアゼピン受容体作動薬	×	錠剤	腎	0.5〜2 mg（眠前）	・睡眠作用は強い ・半減期が長いため、翌日に強い眠気やフラツキが続くことがある ・せん妄ハイリスク患者では使用を避ける ・【重要な基本的注意】眠気、注意力・集中力・反射運動能力等の低下等が起こることがあるため、自動車運転などをさせないよう注意すること（添付文書）

解 説

　RLS の治療薬として、かつてはクロナゼパム（ランドセン®/リボトリール®）が頻用されてきました。クロナゼパムは、長時間作用型のベンゾジアゼピン受容体作動薬のため、翌日への持ち越しやフラツキなどの問題があり、さらに RLS に保険適用もないため、現在は決して第一選択薬ではありません。

　今の主流は、ドパミンアゴニストで保険適用を持つプラミペキソール（ビ・シフロール®）またはロチゴチン（ニュープロ® パッチ）です。

　内服可能で腎機能に問題がなければ、プラミペキソールを選択します。

　そして内服が困難な場合や、高度の腎機能障害がある場合は、ロチゴチンを選択します。

　ロピニロール（レキップ®）については、本邦では RLS に保険適用がないものの、海外では一定の評価を得ています。

　ただし、これらのドパミンアゴニストは、いずれも突発性睡眠に関する警告記載があります。したがって、使用する際には、必ず自動車運転の禁止について口頭や文書で説明するだけでなく、カルテにも記載する必要があるため、十分注意しておきましょう。

　なお、A2σ リガンドのガバペンチン エナカルビル（レグナイト®）は睡眠作用があり、RLS の痛みにも有効なこともありますが、高度の腎機能障害には禁忌となっています。

Message

不眠症の患者さんでは、その背景にうつ病が潜んでいることがあるため、「2 質問法」を用いるなどして、必ずうつ病の有無について確認しましょう。

2 質問法

1. 「最近 2 週間、ずっと気分が沈んだり、憂うつだったり、絶望的な気持ちだったりしましたか？」
2. 「最近 2 週間、ものごとへの興味や楽しみを感じられないということがありましたか？」

☞ 1 または 2 のいずれかに該当すれば、うつ病の可能性が高い

　不眠症と考えられる場合、実は背景にうつ病が隠れている可能性があります。

　うつ病の患者さんは、必ずしも精神科を受診するとは限りません。むしろ不眠や食欲低下などの身体症状を主訴として、精神科以外の診療科を受診することが多いため、一般外来でも十分注意が必要です。

　不眠は、うつ病の患者さんの約9割にみられる、極めて頻度の高い症状です。したがって、不眠症の患者さんでは、必ずうつ病の可能性を評価しましょう。うつ病で見られる不眠ということであれば、当然ながら不眠だけではなく、うつ病に対する治療が必要となります。

　米国精神医学会によるうつ病の診断基準（DSM-5）では、うつ病の2大症状として、①抑うつ気分、②興味・喜びの著しい減退、が挙げられています。そして、このうち少なくとも1つが2週間以上続くことが条件です。

　そこで、これに基づいた「2質問法」によるスクリーニングが、極めて短時間で実施できるため、外来ではオススメです。

　「この2週間、ずっと気分が憂うつだったり、何をしても楽しめなかったりするようなことはありませんでしたか？」

　不眠症の患者さんにはこのように尋ね、1つでも該当すればうつ病の可能性を考えるようにしましょう。

　ただし、痛みや倦怠感などの身体症状が続いている患者さんでは、2質問法で陽性になりやすいため、この時点でただちにうつ病と断定しないようにしましょう。その場合の評価については、次で詳しく解説します。

Message

苦痛を伴う身体症状が続いている患者さんにうつ病を疑った場合には、「心理的視野狭窄」があるかどうかについて確認しましょう。

質問
「今のしんどさがとれれば、気持ちは違うと思いますか？」

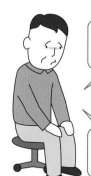

パターンA

このしんどさがとれたら、
そりゃ気分もずいぶん違うよ

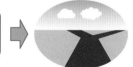

視界は良好
☞適応障害の可能性が高い

パターンB

そんなこと想像もできないし、
もうつらいだけ…

心理的視野狭窄
☞うつ病の可能性が高い

身体のしんどさと気分の落ち込みが
2週間ずっと続いている患者さん

解 説

　身体疾患の治療を受けている患者さんは、痛みや呼吸困難、倦怠感など、苦痛を伴う身体症状が長く続いていることがあります。その場合、当然ながら気分がすぐれず、何に対しても興味がなくなってしまうため、「2 質問法」を行うとまず間違いなく陽性になります。

　つまり、このような患者さんは、全て「うつ病の可能性が高い」ということになってしまうのです。

　ただし、私の経験上、これら全ての患者さんが決してうつ病とは限りません。実際に、痛みがとれたらずいぶん元気になる患者さんはとても多いことを考えると、過剰なうつ病の診断、不要な抗うつ薬の投与は避けるべきだと思います。

　そこで、患者さんにとって“重し”となっている、「痛み」や「しんどさ」がなくなったら気分はどうか、を尋ねるのがポイントです。

　「ずいぶんおつらそうですが、もし今のしんどさがとれれば、気持ちは違うでしょうか？」

　この質問に対して、「そんなことは考えられないくらい、とてもつらい…」と答える場合（左図のパターン B）は、柔軟な思考ができなくなっていると考えられます。つまり、いわゆる「心理的視野狭窄」がみられており、うつ病の可能性が高いため、専門医（精神科や心療内科）へ紹介して下さい。

　ただし、初回評価時に「心理的視野狭窄」がなくても、精神的なサポートを必ず行いましょう。そして、その後の経過中にうつ病を発症する可能性もあるため、定期的に評価することを忘れないようにして下さい。

Message

うつ病の可能性があって精神科の受診を勧める場合、患者さんには精神科受診のハードルが高いこともあるため、その伝え方に十分注意しましょう。

専門医の受診を勧めるコツ

ポイント1
丸投げするのではないことを強調する

「眠れないということですが、ずいぶん精神的にも疲れておられるように思います。(私の知っている)精神科の先生と、一緒に診させていただくのはいかがでしょうか？」

ポイント2
抵抗感があればその理由を探り、十分説明する

「確かに、精神科の受診をためらう方も多いのですが、もしよろしければその理由を教えていただけますか？」

例) 「薬づけになる」 「薬を飲み始めるとやめられなくなる」
「もっと症状の重い人が受診をするはず」
「受診したことが周りに知られてしまう」
「弱者のレッテルを貼られる」

JCOPY 498-22934

解説

　専門医（精神科・心療内科）へ紹介しようとしても、うつ病の患者さんの多くは、特に精神科受診には強い抵抗を示します。その理由として、精神科医に丸投げするつもりがなくても、患者さんは「精神的なものと決めつけられた」「もうこの先生は診てくれないのだ」などと感じてしまうことが挙げられます。

　そこで、「ずいぶんつらそうに見えるので心配している」ことに加えて、「専門の先生と一緒に診ていきたい」ことを、できるだけ真摯に伝えるのがよいでしょう。患者さんと、「精神科医に相談しながら、一緒に並行して診療にあたる」イメージを共有することが大切です。

　その他、さまざまな理由で精神科受診に抵抗感を持つ患者さんがいます。仮に抵抗感が強いからといって、一方的に受診の必要性をいくら強調しても、結果的に逆効果となりかねません。

　まずは結論を焦らず、患者さんに「受診のどこに抵抗があるのか」をやさしく尋ね、誤解があればそれを解くことです。

　例えば、「精神科には、もっと症状の重い人が受診するはず」と思っている場合、「最近は学生さんや主婦の方など、いろいろな方が受診されますよ」と伝えることで、受診のハードルを下げるのがよいでしょう。

　また、「薬を飲み始めるとやめられなくなる」と不安に感じている患者さんには、「依存性の心配がない薬を出してもらえるよう、私から先生にお伝えしておくので大丈夫ですよ」などと声をかけるのも効果的です。

Message

うつ病の薬物療法では、最初は副作用（嘔気や眠気）を考慮して少量から開始し、必要に応じてベンゾジアゼピン受容体作動薬を併用しながら、1〜2 週間ごとに効果が出る量まで徐々に増やしていくことがポイントです。

うつ病の薬物療法の流れ

○ 抗うつ薬は少量から開始する
☞ 嘔気や眠気などの副作用が出ないよう、少量から開始する
☞ 嘔気対策として、ガスモチン®を併用する
　（すでに胃薬を内服している場合は不要）
☞ 眠気対策として、1 日 1 回投与であれば、夕食後または眠前とする
○ 必要に応じて睡眠薬を併用する
☞ うつ病患者の約 9 割に不眠がみられるため、睡眠薬が必要なことも多い
☞ ベンゾジアゼピン受容体作動薬を併用する場合、副作用に十分注意し、漫然と投与しないように注意する

○ 1〜2 週間ごとに増量し、4 週間で効果を判定する
☞ 決して少量で様子をみるのではなく、副作用に注意しながら、効果が出る量まで必ず増量する

JCOPY 498-22934

うつ病の可能性があり、精神科受診を勧めるも患者さんの抵抗感が強い場合には、自分で抗うつ薬を処方しなければなりません。そこで、一般的なうつ病の薬物療法の流れについて、そのポイントを解説します。

まず、抗うつ薬は少量から開始することが重要です。本来であれば、効果がすぐに出る量を投与したいところですが、それをすると嘔気や眠気などの副作用で内服が続けられなくなってしまいます。そこで、少量から始めて、徐々に身体に慣らしていく必要があります。

ただ、それでも副作用が出ることがあるため、特に嘔気と眠気には対策が求められます。

嘔気対策では、モサプリドクエン酸塩（ガスモチン®）を併用します。ただし、すでに同様の薬を内服している場合は不要です。

次に眠気対策として、もし1日1回投与の抗うつ薬であれば、夕食後または眠前に内服するよう患者さんに伝えましょう。

そのほか、もし不眠がある場合は睡眠薬を投与します。不安や焦燥感が強い患者さんや、早い段階で不眠に対する確実な治療効果が必要な患者さん（治療脱落となりうるケース）などでは、ベンゾジアゼピン受容体作動薬を処方します。ただし、ベンゾジアゼピン受容体作動薬は、長期投与による副作用に注意が必要なため、漫然と処方し続けることのないようにしましょう。

そして、決して少量の抗うつ薬で様子をみるのではなく、副作用が出ていないことを確認しながら、1〜2週間ごとに効果が出る量まで増量することが大切です。その上で、4週間をメドに抗うつ薬の効果を判定するようにしましょう。

ただし、抗うつ薬は種類が豊富で、どれを使えばよいかが分かりにくいのも事実です。そこで本書では、非専門家でもぜひ使いこなせるようになっておきたい抗うつ薬として、ミルタザピン（リフレックス®/レメロン®）とエスシタロプラム（レクサプロ®）の2つについて解説します。

Message

ミルタザピンは、抗うつ効果に加えて睡眠作用や食欲増進作用があり、一石三鳥の抗うつ薬ですが、翌日に眠気を持ち越す可能性についてあらかじめ説明しておきましょう。

リフレックス® /レメロン®

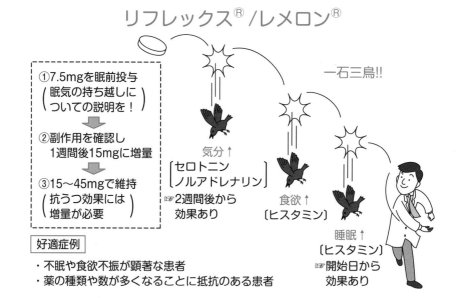

①7.5mgを眠前投与
（眠気の持ち越しについての説明を！）

②副作用を確認し
1週間後15mgに増量

③15～45mgで維持
（抗うつ効果には増量が必要）

一石三鳥!!

気分↑
〔セロトニン
ノルアドレナリン〕
☞2週間後から
効果あり

食欲↑
〔ヒスタミン〕

睡眠↑
〔ヒスタミン〕
☞開始日から
効果あり

好適症例
・不眠や食欲不振が顕著な患者
・薬の種類や数が多くなることに抵抗のある患者

解 説

　ミルタザピン（リフレックス®/レメロン®）は、他の抗うつ薬と違って3つの効果が期待できる、まさに「一石三鳥」の抗うつ薬です。

　まず、抗うつ薬ですので、気分を改善するなどの抗うつ効果があります。

　次に、抗ヒスタミン作用で眠気をきたすことを逆手（さかて）にとり、睡眠薬としての効果が期待できます。

　さらに、同じく抗ヒスタミン作用によって食欲増進の効果もあります。

　うつ病の患者さんは気分の落ち込みだけでなく、不眠や食欲低下をきたしていることがよくあります。各症状を1つずつターゲットにすると、薬がどんどん増えてしまいます。その点、ミルタザピンは3つの症状を全てターゲットにできるので、極めて有用です。

　その他、処方前に患者さんに必ず伝えておきたいのは、翌日に眠気を持ち越す可能性があることです。

　「この薬は、飲み始めた当初は翌日に眠気が残ることがあります。数日飲むと、薬がだんだん身体に馴染んできて眠気もおさまるので、もしガマンできそうな眠気だったら頑張って飲んでいただけますか？ただ、あまりにもひどい眠気で困るようであれば、中止していただいて構いません。また次回、他の薬のご相談をしましょう」

　この説明を怠ると、眠気のために患者さんは内服を自己中断してしまい、ミルタザピンに対して、さらには抗うつ薬というものに対して強い拒否感を持つことになりかねません。逆に、この説明をしておくことで、眠気があっても内服を続けることができ、実際に眠気もおさまってくるため、この説明こそが内服継続の大きなカギとなるのです。

Message

エスシタロプラムは、開始用量で効果が出る可能性のある抗うつ薬で、薬の増量に抵抗がある患者さんやこまめな調整が難しいケースなどに有用です。

レクサプロ®

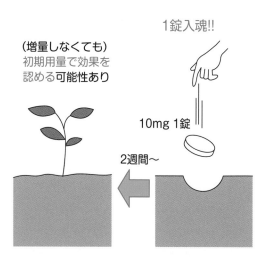

①10mgを夕食後投与
（胃薬と睡眠薬を併用）
↓
②10〜20mgで維持

好適症例
・薬の増量に抵抗のある患者
・こまめな調整が難しい患者
・せん妄のリスクのある患者
・不安が強い患者

禁忌
・QT延長のある患者

（増量しなくても）
初期用量で効果を認める可能性あり

1錠入魂!!

10mg 1錠

2週間〜

JCOPY 498-22934

解説

すでに述べたように、一般的に抗うつ薬を投与する際には、嘔気や眠気などの副作用が出るリスクを減らすため、少ない用量から開始します。そして、副作用が出ていないかどうかを確認しながら、1〜2週間ごとに抗うつ効果を発揮する用量まで徐々に増やしていく、というプロセスを行います。したがって、実際に抗うつ薬が効果を発揮するまで、結果的に2〜4週間程度かかることになります。

その点、エスシタロプラム（レクサプロ®）は、他の抗うつ薬と違って開始用量でも効果が期待できるという大きなメリットがあります。したがって、効果発現も比較的速いと考えられます。

精神科以外の先生方から、「抗うつ薬を出したのはいいが、増やしていいものかが分からない」という話をよく聞きます。結果的に、効果が発揮できるはずもない、極めて少ない用量で抗うつ薬を処方し続けていることがあるようです。せっかく飲んでいる患者さんにとって、残念ながら何のメリットもありません。

エスシタロプラムは、さしあたり開始用量で OK です。また、増量するにしても、最大用量が 20 mg のため、用量の調整がしやすいと考えられます。

ただし、ミルタザピンほどの眠気をきたさないため、不眠に対しては別に薬が必要になります。うつ病の不眠では、ベンゾジアゼピン受容体作動薬の投与も視野に入れておきましょう。また、嘔気などの消化器症状に備えて、投与開始時にモサプリドクエン酸塩（ガスモチン®）を併用しておきましょう。

なお、エスシタロプラムは抗コリン作用が少なく、せん妄ハイリスクの患者さん（高齢者など）にも有用です。また、エスシタロプラムは「社会不安障害」に保険適用があり、不安が強いうつ病の患者さんに対しても効果が期待できます。

Message

不眠の評価から原因の精査と除去までのまとめです。不眠を
訴える患者さんには、日中の眠気があるかどうかについて確
認し、もし不眠症と診断できる場合は、その原因について確
認します。その際、患者さんがイメージしやすいよう、具体
例を挙げながら尋ねるのがポイントです。また、SAS や RLS、
うつ病がある場合は専門的な治療が必要になるため、積極的
に確認するなど見逃さないように注意しましょう。

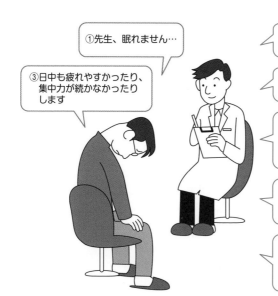

①先生、眠れません…

③日中も疲れやすかったり、
集中力が続かなかったり
します

②日中の眠気やだるさは
ありますか？

④眠れない原因で思い当たる
ことはありますか？

例えば、環境が変わったとか、
身体が痛いとか、
薬を飲み始めてからとか、
不安なことがあるとか…？

夜中に息が止まることを
指摘されませんか？
足がムズムズしませんか？

この2週間ずっと、
気分が沈んだり、
好きなことが楽しめない
ことが続いていませんか？

解 説

　不眠を訴える患者さんに対して、安易に睡眠薬を処方しないことが何より大切です。

　まず、「日中の眠気やだるさはありますか？」と尋ねることで、日中の生活に支障をきたしているかどうかを確認します。

　そして、支障をきたしている場合は不眠症と考え、次にその原因を探ります。

　原因については、具体例をいくつか挙げながら確認するとよいでしょう。

　その上で原因があればそれを取り除きます。

　特に睡眠時無呼吸症候群（SAS）やレストレスレッグス症候群（RLS）などの睡眠関連障害では、睡眠薬以外に有効とされる治療がありますので、必ず確認しておきましょう。

　また、背景にうつ病があるかどうかについて、2質問法を用いて確認します。

　ただし、身体的な苦痛が強い患者さんでは2質問法ではうつ病の可能性が高くなってしまう（偽陽性）ため、合わせて「心理的視野狭窄」の有無について確認しましょう。

　そして、うつ病の可能性があれば精神科の受診を勧め、もし受診に抵抗があればその理由を探り、それに対して丁寧な説明を加えます。

　それでも受診が難しければ、抗うつ薬のミルタザピン（リフレックス®/レメロン®）またはエスシタロプラム（レクサプロ®）の投与を検討しましょう。

Message

不眠症の患者さんは、誤った生活習慣を送っていたとしても その自覚が乏しく、決して自分からはいわないため、積極的 に睡眠衛生指導を行うことが大切です。

睡眠衛生指導について

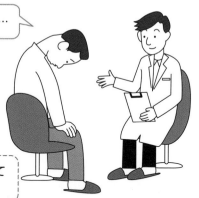

先生、眠れません…

✕ 少なくとも8時間は眠らないと、 身体には悪いはず…

✕ 22時には必ず布団に入って いるのに…

✕ 寝る前にコーヒー飲むのをやめて お茶にしているのに…

「患者さんは、決して自分からはいわないが、誤った考え方をしていたり、 誤った生活習慣を送っていたりしているハズ !!」

☞この前提に立つことがポイント!!

JCOPY 498-22934

解 説

　不眠症の患者さんは、例えば「8 時間は眠らないといけない！」と誤解をしていることがあります。また、「寝る前にコーヒーを飲むと目が覚めやすいので、お茶にしている」などと誤った生活習慣を送っていたりすることもあります。

　ただし、本人は誤った考え方や生活習慣とは思っていないため、診察室で「このようにしているのですが、それは正しいのでしょうか？」などと尋ねてくることはありません。したがって、医師は「生活スタイルに問題はない」などと思い込んでしまい、いつまでたっても患者さんの誤解に気がつかないのです。

　そこで、「患者さんは決して自分からはいわないが、誤った考え方をしていたり、誤った生活習慣を送っていたりしているハズ!!」という前提に立ち、こちらから積極的に尋ね、確認し、誤解を解くことがポイントです。

　これぞ、まさに「睡眠衛生指導」です。

　本来は、薬物治療に先立って、この睡眠衛生指導を行うことが求められます。では、ここからは「睡眠障害対処 12 の指針」について、具体的に解説していきましょう。

Tips

　ただし、忙しく、そして限られた診察時間の中で、この睡眠衛生指導について一つひとつ丁寧に説明するのは、どう考えても無理な話です。かといって、本来は薬物療法よりも重要なものです。

　そこで、この問題をイッキに解決するのが、患者さんに家に帰ってから動画を見ていただくことです。そして、次の外来で「どうでしたか？何か気づくことはありませんでしたか？」などと尋ねることで、効率的に睡眠衛生指導を行うことができます。

　岡山大学病院精神科リエゾンチームでは、そのための動画を作成し、YouTube にアップしています。ぜひご活用下さい！

▶ **YouTube** ｜ 睡眠でお困りのあなたへ ｜ Q ｜

Message

× 「1日8時間は眠らないと……」

× 「コーヒーはカフェインが入っているので、緑茶なら大丈夫だろう……」

睡眠障害対処
12の指針

1 睡眠時間は人それぞれ
日中の眠気で
困らなければ十分！

- 睡眠時間の長い人も短い人も
- 季節でも変化する
- 年をとると睡眠時間は
短くなる
- 「8時間睡眠」にこだわらない

2 刺激物を避け、
寝る前に自分なりの
リラックス法を！

- 寝る前のカフェイン摂取や
喫煙、スマートフォン
(ブルーライト)の使用を
避ける
- ストレッチ、ぬるめの入浴、
アロマ
- 軽めの読書、音楽

JCOPY 498-22934

1について、例えば次のように誤解している人がいます。

×「1日8時間は眠らないと……」

「long sleeper」「short sleeper」と呼ばれるように、必要な睡眠時間は人そ れぞれです。また、同じ人でも、若い頃に比べると加齢によって必要な睡眠時間 は短くなることが知られています。

ただし、患者さんは「昔は8時間眠れていた」を基準に考えるため、今の6時 間睡眠では満足できません。そればかりか、その2時間のギャップを何とか埋め たいがために、執拗に薬を求めてくる人もいます。

「朝までぐっすり8時間」という患者さんの希望を叶えようとすると、薬がど んどん増えてしまうことになるのです。

患者さんの誤解を解くためには、実際のデータ（平均的な睡眠時間25歳：7 時間、45歳：6.5時間、65歳：6時間）を使って説明するのが効果的です。

2については、次のように誤解している人がいます。

×「コーヒーはカフェインが入っているので、緑茶なら大丈夫だろう……」

コーヒーにカフェインが入っていることはよく知られており、利尿作用で中途 覚醒の原因になるため、寝る前には特に控えるべきです。ただし、日中でも、何 杯も飲んでいるとそれが不眠の原因になってしまうため、十分注意が必要です。

また、例えば緑茶や紅茶などにもカフェインが入っていることは意外に知ら れていません。飲むのであれば、ノンカフェイン飲料を勧めるようにして下さい。

Message

×「全然眠くはないけど、そろそろ 22 時になるから、早めに布団に入ろう」

×「明日は何も予定がないので、午前中はゆっくり寝てすごそう」

睡眠障害対処
12の指針

3 眠たくなってから
布団に入る！
就寝時間に
こだわらない！

- 眠ろうとする意気込みが、かえって頭を冴えさせ、寝つきを悪くしてしまう
- そもそも、自分で決めた時間には眠れない

4 毎朝
同じ時刻に起床！

- 寝る時間は決めず、起きる時間を決めておく
- 早寝をしようとするのではなく、早起きが早寝につながる

JCOPY 498-22934

3 と 4 について、例えば次のように考えている人がいます。

> ×「全然眠くはないけど、そろそろ 22 時になるから、早めに布団に入ろう」
> ×「明日は何も予定がないので、午前中はゆっくり寝てすごそう」

眠くもないのに布団に入っても、「眠くない」わけですから、当然ですがそうすぐには眠れません。また、眠ろうと意気込むことで逆に頭が冴えてしまい、さらに眠れなくなります。

そうなると、脳は「布団に入っても、すぐには眠れないもの」という誤った学習をしてしまい、翌日も、またその翌日も、寝つきが悪くなってしまうのです。

大切なのは、決して時間を決めず、眠くなってから布団に入ることで、「布団に入ってから寝つくまでの時間を、なるべく短くする」のがポイントです。

そのため、もし 30 分たっても眠れない場合、いったん布団から出て寝室から離れるのがよいとされています。つまり、脳の中で「寝床」と「眠れるところ」を結びつけるような工夫が大切です。

その一方、朝は毎日決まった時間に起きるようにします。早く寝たいのであれば、決して早く布団に入るのではなく、朝早い時間に起きることです。そうすれば、だんだん早い時間に眠くなってきます。

早寝よりも早起きのほうが大事で、朝の起床時間で睡眠のリズムを作ることがポイントになります。

Message

× 「夜寝るときには、部屋をなるべく暗くしたほうがよい」

× 「昨夜はあまり眠れなかったので、今日は外出せずに身体を休めよう」

睡眠障害対処
12の指針

5 光の利用で
良い睡眠！

- 目が覚めたら
  日光を採り入れ、
  体内時計をスイッチオン
- 夜は明るすぎない照明に

6 規則正しい3度の食事！
運動習慣！

- 朝食は心と体の目覚めに大切
- 夜食はごく軽く
- 運動習慣は熟眠を促進する

JCOPY 498-22934

5について、例えば次のように考えている人がいます。

> ✕「夜寝るときには、部屋はなるべく暗くしたほうがよい」

確かに、夜は強い照明を避けたほうがよいのですが、暗すぎるとかえって眠れない人もいます。その場合、青白い光より暖色系の光のほうがオススメです。

また、朝起きたとき部屋に日光が入るようにしておくこと、もしくはカーテンを開けて日光を積極的に採り入れることが大切です。

暗い地下で長く生活していると、メラトニンの分泌の影響によって、時間の感覚がだんだんずれてくることが知られています。体内時計をリセットするためにも、朝は日光をしっかり浴びるようにしましょう。

6について、例えば次のようなことをしている人がいます。

> ✕「昨夜はあまり眠れなかったので、今日は外出せずに身体を休めよう」

日中に活動することで適度な疲労を感じ、夜眠りやすくなります。そのため、できるだけ定期的に運動することが大切です。

具体的には、1日30分以上のウォーキングを週5日以上行うことなどが推奨されています。

Message

×「昨夜あまり眠れなかったので、昼過ぎに 2 時間ほど昼寝をした」

×「最近疲れがとれないから、今日は布団の中で横になってすごそう」

睡眠障害対処
12の指針

7 昼寝をするなら
15時までの30分！

- 長い昼寝はぼんやりのもと
- 夕方以降の昼寝は
  夜の睡眠に悪影響となる

「3」

8 眠りが浅いときは、
積極的に
遅寝・早起きに！

- 布団の中で過ごす時間が
  長くなると熟眠感が減る

JCOPY 498-22934

解　説

7 について、例えば次のようなことをしている人がいます。

✕「昨夜あまり眠れなかったので、昼過ぎに 2 時間ほど昼寝をした」

世界には昼寝を推奨している国が意外と多いのですが、ご存知でしょうか？昼寝には、集中力や生産効率が上がるといった効果が知られています。実際、昼寝をした後に頭がスッキリした経験はありますよね。

ただし、長時間昼寝をしてしまうと、かえって眠気やだるさが残るだけでなく、昼夜逆転につながりかねません。

そこで、昼寝をするなら「3 時（15 時）までの 30 分」。つまり『3』がキーワードです。ぜひ覚えておいて下さい。

8 について、例えば次のようなことを考えている人がいます。

✕「最近疲れがとれないから、今日は布団の中で横になってすごそう」

「睡眠効率」という概念をご存知でしょうか？

「睡眠効率」とは「睡眠時間÷横になっている時間」のことで、質の良い睡眠をとるためには、この睡眠効率を高める必要があります。

睡眠効率を高めるためには、分子の「睡眠時間」を長くするのではなく、分母の「横になっている時間」をなるべく短くすることがポイントです。

長く寝ようと思い、ダラダラと布団の中にいるのはまさに逆効果といえるのです。

Message

× 「前から脚がムズムズして眠れないんだけど、たぶん体質なのよね」

× 「妻に『いびきがひどい』っていわれるけど、病院に行くほどのことでもないだろう」

× 「睡眠時間は十分とれているのに、どうも日中眠くてしかたがない。やる気の問題かなあ」

睡眠障害対処
12の指針

9
睡眠中の
激しいいびきや呼吸停止
脚のむずむず感は
要注意！

- いずれも、睡眠関連障害の可能性があり、専門的な治療が必要

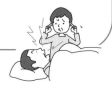

10
十分眠っても
日中眠気が強いときは
専門医受診を！

- ナルコレプシーなど、詳しい検査や専門的な治療が必要なことがある
- 車の運転に十分注意する

JCOPY 498-22934

9 について、例えば次のように考えている人がいます。

> ✕「前から脚がムズムズして眠れないんだけど、たぶん体質なのよね」
> ✕「妻に『いびきがひどい』っていわれるけど、病院に行くほどのことでも
> 　ないだろう」

すでに詳しく解説したように、それぞれ「レストレスレッグス症候群」「睡眠時無呼吸症候群」の可能性があります。

ただし、患者さんは「病気かも？」と問題視していないことが多いため、こちらから積極的に確認することが大切です。

10 について、例えば次のように考えている人がいます。

> ✕「睡眠時間は十分とれているのに、どうも日中眠くてしかたがない。やる
> 　気の問題かなあ」

これは、例えば「ナルコレプシー」という病気の可能性があります。

ナルコレプシーでは日中に過度の眠気をきたすだけでなく（①睡眠発作）、笑いや怒りなどの感情が出たときに突然力が抜けたり（②情動脱力発作）、金縛りにあったり（③睡眠麻痺）、寝入りばなに幻覚が見えたり（④入眠時幻覚）することがあり、専門医での検査や治療が必要です。

なお、①〜④はナルコレプシーの4徴と呼ばれていますが、必ずしも全てが揃うわけではありませんので、十分注意しておきましょう。

Message

×「睡眠薬より、お酒のほうがまだ身体にはいいだろう」
×「眠れないときのために、お酒を枕元に置いておこう」
×「睡眠薬はクセになるし、副作用が多いので、絶対飲まない
　ほうがいい」

睡眠障害対処
12の指針

11 睡眠薬代わりの
寝酒は
不眠のもと！

- アルコールは深い睡眠を減らし、朝早く目が覚める原因となる
- 寝酒をきっかけに飲酒量が増え、アルコール依存症になることも

12 睡眠薬は
医師の指示で
正しく使えば安全！

- 決まった時刻に服用する
- アルコールと併用しない
- いつまで飲むかなど、医師とよく相談する

11 について、例えば次のようなことを考えている人がいます。

×「睡眠薬より、お酒のほうがまだ身体にはいいだろう」
×「眠れないときのために、お酒を枕元に置いておこう」

お酒を飲むと眠くなる経験がある人は、眠れないとき、ついお酒に頼ってしまいがちです。

ただし、お酒を飲んで眠ると睡眠の質は悪くなり、中途覚醒や早朝覚醒が増えるようになります。また寝酒の効果は一時的で、お酒はいうまでもなく依存性があるため、寝酒からアルコール依存症になる人もいます。

したがって、「嗜み（たしなみ）として少量飲む」お酒は OK ですが、「寝るために飲む」お酒は絶対にやめるように伝えましょう。

12 について、例えば次のようなことを考えている人がいます。

×「睡眠薬はクセになるし、副作用が多いので、絶対飲まないほうがいい」

新聞やテレビ、ネットなどで、睡眠薬の副作用や睡眠薬服用中の事故などについて報道されることがあります。したがって、睡眠薬について悪いイメージを持っている人は一定数いるようです。

ただし、近年になって副作用の少ない睡眠薬が複数登場しています。また、医師の判断として、睡眠薬による治療が必要な人もいます。

そこで、患者さんが睡眠薬についてどのように考えており、何を不安に思っているのかを尋ね、誤解があればそれを解くなど、丁寧に説明することが大切です。

Message

限られた診察時間の中で効率的に睡眠衛生指導を行うコツは、患者さんに自宅でパンフレットや動画を見ていただき、次の外来で具体的に話し合うことです。

睡眠衛生指導の実際

× 外来中に「12の指針」について一つ一つ丁寧に説明しながら、患者さんが誤解している点を確認する

☞ 理想的ではあるが、忙しい診察時間の中で行うのは無理！

○ パンフレットを渡す or 動画（YouTube）を見てもらう

これならできますね！

▶ YouTube　睡眠でお困りのあなたへ 🔍

JCOPY 498-22934

　ここまで解説してきた睡眠衛生指導は、本来不眠症の治療に必要不可欠で、ある意味では薬物療法よりも重要です。なぜなら、誤った生活習慣を正すだけで良好な睡眠が得られるようになり、睡眠薬が不要なケースもあるからです。

　そのため、多くの成書では、不眠症の患者さんには必ず睡眠衛生指導を行うことが推奨されています。

　ただし、限られた診察時間の中で、この 12 の指針について一つ一つ丁寧に説明するのは、どう考えても無理な話ではないでしょうか。

　そこで、私がオススメするのは、「パンフレット」を上手に活用することです。具体的には、「睡眠障害対処 12 の指針」のパンフレット（製薬メーカーからいただけますし、本書の資料（p.198）を拡大コピーしていただいても構いません）をまずは患者さんにお渡しし、家に帰ってから見てもらうことです。

　次の外来で、「パンフレットをご覧になって、何か思い違いに気づくことはありませんでしたか？」と尋ねてみましょう。そして、患者さんのいくつかの「気づき」の中から 2〜3 個、今の生活の中でできそうなことや変えられそうなことを患者さん自身に決めてもらい、実践していただくのです。大切なのは、主役はあくまでも患者さん自身、ということです。なお、アドバイスを行う際は、「〜してはいけません」ではなく、「〜してみましょう」とポジティブに提案するように心がけましょう。

　その後は、目標をクリアできたかどうかについて、定期的に確認します。そして、もし達成できたときには「すごいですね！」「よく頑張られましたね！」と言葉に出して労うことが大切です。それによって、患者さんのモチベーションは持続し、次の目標を設定することが可能になります。睡眠衛生指導において、医師は"褒め上手"になることが重要といえるでしょう。

　なお、著者が所属する岡山大学病院精神科リエゾンチームが作成した、睡眠衛生指導に関する動画（YouTube「睡眠でお困りのあなたへ」で検索）がありますので、ぜひパンフレットの代わりに勧めていただければ幸いです（ご自由にお使い下さい）。

Message

不眠症に対して薬剤選択を行う前に、もう一度不眠症治療の
ゴール（『不眠による QOL 低下の改善』）を確認しておきま
しょう。

不眠症の定義

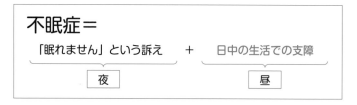

不眠症＝
「眠れません」という訴え　＋　日中の生活での支障
　　　　　夜　　　　　　　　　　　　　　昼

治療のGOAL

✗　患者さんが眠りたいだけ眠れるようにすること

○　不眠による患者さんのQOL低下を改善すること

JCOPY 498-22934

　実際の外来場面では、患者さんが「眠れません！」と訴えると、医師は安易に薬を出してしまいます。そして、患者さんの口から「眠れるようになりました！」という言葉が聞かれるまで、つい薬を増やしたり併用したりしがちです。そのことが結果的にベンゾジアゼピン受容体作動薬の多剤・長期処方につながってしまうのです。

　繰り返し述べたように、治療が必要な「不眠症」とは、患者さんが「眠れません！」と訴えるだけでなく、日中の生活に支障をきたしていることが条件です。

　つまり、不眠症治療のゴールは「不眠による患者さんの QOL 低下を改善すること」です。したがって、薬物治療のゴールも全く同じになるのです。

　また、薬物治療を開始した後も、「夜、眠れるようになりましたか？」と夜間の睡眠についての満足度を確認するだけでなく、「日中の眠気やだるさはありますか？」と尋ねるようにして下さい。

　不眠症に対する薬物治療では、医師は“つい夜”の情報を重視してしまいがちです。必ず“日中”に着目することを忘れないようにしましょう。

Message

長く続いたベンゾジアゼピン受容体作動薬の時代が終わり、新しい作用機序の睡眠薬の登場を契機として、医師は「マイ・レシピ」を見直す必要があります。

近年の変化
新規機序の睡眠薬の登場

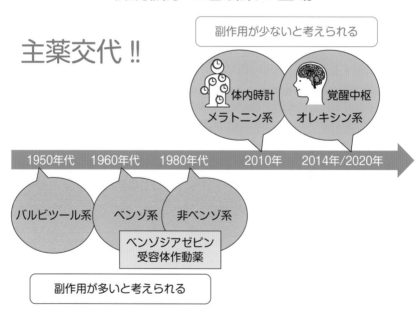

主薬交代‼

副作用が少ないと考えられる

体内時計　メラトニン系
覚醒中枢　オレキシン系

1950年代　1960年代　1980年代　2010年　2014年/2020年

バルビツール系　ベンゾ系　非ベンゾ系

ベンゾジアゼピン受容体作動薬

副作用が多いと考えられる

JCOPY 498-22934

1900 年代後半における不眠症治療薬の主役は、まぎれもなく「ベンゾジアゼピン受容体作動薬」でした。

それまでのバルビツール系薬剤に比べて致死的な副作用がなく、製薬メーカーの宣伝効果もあって、多くの医師が頻用してきました。

そして、他に使用できる睡眠薬がない時代が長く続いたことで、今も多くの患者さんがベンゾジアゼピン受容体作動薬を長期内服しています。これは、まさに負の遺産といっても決して過言ではありません。

2000 年代に入って、ベンゾジアゼピン受容体作動薬の副作用（特に長期内服による副作用）が徐々に明らかになってきました。さらに、副作用の少ない新しい作用機序の睡眠薬が複数登場したことで、不眠症治療薬は確実に選択肢が拡がりました。

不眠症治療薬として、第 1 選択薬をベンゾジアゼピン受容体作動薬にするという時代は、すでに終わりを迎えています。まさに『主薬交代』です。

医師は、不眠症治療に対する「マイ・レシピ」を適切なものにブラッシュアップする必要があります。

Message

ベンゾジアゼピン受容体作動薬の中でも特に頻用されている
エチゾラムは、依存性が強く結果的に長期内服につながりや
すいため、『口封じ』としての安易な投与は絶対に避けましょう。

その他、特に
気になることはないですか？

気になることといえば、
最近全然眠れないんです
頭も痛いし…
心臓もドキドキするし…。
何とかなりませんか？

ここにきて、不定愁訴…
診察時間はとれないし、
デパスでも出しておこう

デパスという薬を
出しますね

「口封じ処方」

1カ月後

眠れるし、身体も楽です
今回もあの薬、下さい！

よかったですね
じゃあ、また1カ月分、
出しておきますね

やれやれ、
これで一安心！

解 説

　これまで多くの医師は、ベンゾジアゼピン受容体作動薬をあまりにも安易に処方してきた歴史があります。特にエチゾラム（デパス®）とトリアゾラム（ハルシオン®）、ブロチゾラム（レンドルミン®）は「御三家」と呼ばれ、特に頻用されてきました。

　この3剤に共通した特徴は、「高力価・短半減期」です。「高力価」とは、効果がとても強いということ。そして、「短半減期」とは、切れ味がいい、すなわちすぐに効くだけでなく、眠気などがだらだら残らないということです。

　中でもエチゾラムは筋弛緩作用が強いため、緊張型頭痛や腰痛症に有効です。さらには抗不安作用が強いため、不安に伴う種々の自律神経症状にも効く可能性があります。

　したがって、例えば不定愁訴が目立つ患者さんに対してエチゾラムが処方されることは多く、巷では「口封じ処方」と呼ばれてきました。

　様々な症状を治療ターゲットにできるエチゾラムは、確かに不定愁訴の患者さんに有効な面はあるのですが、そのような患者さんにひとたび処方してしまうと、結果的に長期内服につながりかねません。「口封じ」としての安易な処方は絶対に避けるようにしましょう。

　なお、この3剤はいずれも依存性が強いことが知られています。内服期間が長くなるとやめるのが難しくなり、どんどん薬が増えてしまう可能性があるため、十分注意が必要です。

Message

不眠症の治療薬として、これまではまず不眠症のパターンを
確認し、それに適したベンゾジアゼピン受容体作動薬を選択
するのがスタンダードでした。

これまで（旧）

外来における不眠症の薬物療法
薬剤選択について

①不眠症のパターンを確認する

例）入眠困難、中途覚醒など

②ベンゾジアゼピン受容体作動薬の中から不眠症の
パターンにあった薬剤を選択する

例）入眠困難
→短半減期のレンドルミン®

解 説

これまで、不眠症の患者さんに薬剤選択を行う際、最初にすることは不眠症のパターンの確認でした。

不眠症のパターンは、入眠困難（寝つきが悪い）、中途覚醒（夜中、何回も目が覚める）、早朝覚醒（朝早く目が覚めてしまう）、熟眠障害（ぐっすり眠った感じがしない）の4つに分類されます。

そして、例えば入眠困難の患者さんに対しては、寝つきをよくするために半減期の短いベンゾジアゼピン受容体作動薬を処方します。また早朝覚醒の患者さんには、効果が持続する薬剤が適しているため、半減期が比較的長めのベンゾジアゼピン受容体作動薬を処方することになります。

つまり、不眠症のパターンを把握した上で、数あるベンゾジアゼピン受容体作動薬の中から、そのパターンに適した薬剤を選択してきたのです。

これは、とても理にかなった方法ではあるのですが、近年になってベンゾジアゼピン受容体作動薬は様々な副作用が明らかとなり、大きな問題となっています。また、それと同時に、副作用の少ない新しい作用機序の睡眠薬が複数登場しました。

そのため、このような薬剤選択の流れは今の時代に合っておらず、プロセスをあらためる必要があるのです。

Message

これからの時代、不眠症の治療薬として、まずはオレキシン受容体拮抗薬または鎮静系抗うつ薬のいずれかを選択するようにしましょう。

これから（新）

外来における不眠症の薬物療法
薬剤選択について

①不眠症のパターンを確認する

②以下の薬剤の中から選択する

オレキシン受容体拮抗薬

鎮静系抗うつ薬 （特に熟眠障害）

③不安・焦燥が強い場合、ベンゾジアゼピン受容体作動薬を検討する

解 説

　これからの時代、ベンゾジアゼピン受容体作動薬に代わり、オレキシン受容体拮抗薬が不眠症治療薬の主役になることは間違いないでしょう。

　不眠症の患者さんに対して、まずはこれまで通り、不眠症のパターンを確認します。

　そして、オレキシン受容体拮抗薬であるレンボレキサント（デエビゴ®）またはスボレキサント（ベルソムラ®）のいずれかを選択します。

　なお、「ぐっすり眠った感じがしない」と訴える熟眠障害が主体の患者さんの場合は、鎮静系抗うつ薬であるトラゾドン（レスリン®/デジレル®）の使用を検討します。後ほど解説しますが、トラゾドンには睡眠の深さを保つ作用があるからです。

　オレキシン受容体拮抗薬と鎮静系抗うつ薬に共通する特徴として、副作用の少なさが挙げられます。

　ベンゾジアゼピン受容体作動薬は、確かにこれらの薬に比べて睡眠作用は強いのですが、筋弛緩作用によるふらつきや転倒、認知機能低下やせん妄、依存性など種々の副作用があります。したがって、決して第1選択薬にしないことが重要です。

　つまり、これからの不眠症治療薬の選択では、睡眠作用の強さではなく、「まず副作用の少なさを考慮する」という視点が大切といえます。

　ただし、もし不安や焦燥感が顕著な場合には、ベンゾジアゼピン受容体作動薬の投与を検討します。その場合、副作用のリスクとそれでもベンゾジアゼピン受容体作動薬を使うことのメリットを天秤にかけ、慎重に吟味することが求められます。

Message

近年になって新しい作用機序の睡眠薬が複数登場したことを受け、医師は不眠症治療薬の「マイ・レシピ」を見直す必要があり、特に「ベンゾジアゼピン受容体作動薬」をレシピから取り除きましょう。

不眠症治療薬
マイ・レシピ

これまで(旧)

これから(新)

材料(1人分)

〇マイスリー®　　　5〜10mg

〇レンドルミン®　　0.25mg

〇デパス®　　　　　0.5〜3mg

★このレシピの生い立ち

これらのいくつかを混ぜると、患者さんはすごく眠れるようになりました！

まぜるな
危険

材料(1人分)

〇デエビゴ®　　　　2.5〜10mg

〇ベルソムラ®　　　10〜20mg

〇レスリン(デジレル)®
　　　　　　　　　　25〜150mg

★このレシピの生い立ち

このうち、いずれか1種類にすることで、副作用がグッと減りました！

　睡眠薬の数はあまりにも多いため、医師はそれぞれが不眠症治療薬の「マイ・レシピ」を持っているように思います。つまり、自分の使い慣れた、あるいは患者さんから高い満足度が得られた経験のある睡眠薬を「マイ・レシピ」として、これまで多くの不眠症の患者さんに処方してきたのではないでしょうか。

　これまで、睡眠薬の主流はベンゾジアゼピン受容体作動薬でしたが、中でも患者さんの満足度が高いのは、高力価・短半減期の薬です。つまり、効果が強くて切れ味が良い、トリアゾラム（ハルシオン®）、ゾルピデム（マイスリー®）、ブロチゾラム（レンドルミン®）、エチゾラム（デパス®）などを「マイ・レシピ」としている医師が多かったのは間違いありません。

　ただし、ベンゾジアゼピン受容体作動薬の種々の副作用が明らかになった今、そして新たな作用機序で副作用の少ない睡眠薬が登場した今こそ、医師は「マイ・レシピ」を見直す必要があるのです。

　ここで1つ、注意しなければならないことがあります。それは、ベンゾジアゼピン受容体作動薬に比べると、レンボレキサント（デエビゴ®）やスボレキサント（ベルソムラ®）、トラゾドン（レスリン®/デジレル®）の睡眠作用は「弱い」ということです。

　つまり、これまでベンゾジアゼピン受容体作動薬を「マイ・レシピ」としていた医師が、これを機にオレキシン受容体拮抗薬を患者さんに投与したところ、思ったほどの効果がないわけです。そこで、「これなら、患者さんがよく眠れるベンゾジアゼピン受容体作動薬のほうが良い」と思い直し、結局もとのレシピに逆戻り、ということが想定されます。

　ベンゾジアゼピン受容体作動薬を芋焼酎にたとえるなら、新しい睡眠薬はいわば薄いウーロンハイです。芋焼酎をストレートで飲むとすぐに頭が麻痺して泥酔しますが、薄いウーロンハイならほろ酔い程度ですみますし、身体にとってもそのほうがよいですよね。

　ぜひ、患者さんの「もっとよく眠れる薬を！」の訴えに根負けすることなく、本当に患者さんのことを気遣うのであれば、思い切ってベンゾジアゼピン受容体作動薬を「マイ・レシピ」から削除することが大切です。

Message

不眠症のパターンには、①入眠困難、②中途覚醒、③早朝覚醒、④熟眠困難の4つがあります。ただし、患者さんに尋ねる際には、できるだけ具体的な表現で確認しましょう。

①不眠症のパターンを確認する

就寝　　　　　　睡眠中　　　　　　起床

①入眠困難

②中途覚醒

③早朝覚醒

④熟眠困難

JCOPY 498-22934

解 説

　不眠症のパターンは、入眠困難、中途覚醒、早朝覚醒、熟眠障害の 4 つに分類されます。

　患者さんに確認する際には、次のように具体的な表現で尋ねるようにしましょう。

「眠れないのには、4 つのパターンが考えられます。

①寝つくのに時間がかかる（入眠困難）
②夜中、何回も目が覚める（中途覚醒）
③朝早く目が覚める（早朝覚醒）
④ぐっすり眠った感じがしない（熟眠困難）

のうち、どれがあてはまりますか？」

　不眠症のパターンを把握することで患者さんがどのように困っているのかがイメージしやすくなるだけでなく、薬剤選択やその効果判定の際にも有用です。

　ただし、これまでのように「どの半減期のベンゾジアゼピン受容体作動薬が適しているか？」を確認するために不眠症のパターンを聞くのではないことを、十分理解しておいて下さい。

Message

不眠症に対する第 1 選択薬は、オレキシン受容体拮抗薬のレンボレキサントかスボレキサント、または鎮静系抗うつ薬のトラゾドンのいずれかです。

②以下の中から薬剤を選択する

オレキシン受容体拮抗薬/鎮静系抗うつ薬

オススメ度	薬剤名 （一般名）	分類	保険適用	開始用量	最大用量	一包化	処方日数制限	特徴
◎	デエビゴ® （レンボレキサント）	睡眠薬 （オレキシン受容体拮抗薬）	あり	2.5〜5 mg	10 mg	可	無	・入眠作用が速く、持ち越し少ない ・併用禁忌薬がない（ただしフルコナゾール、エリスロマイシン、ベラパミル、イトラコナゾール、クラリスロマイシン等と併用の際には 2.5 mg とする） ・重度肝機能障害に禁忌
◎	ベルソムラ® （スボレキサント）			10〜20 mg	20 mg *高齢者 15 mg	不可		・せん妄予防効果（RCT） ・効果持続するが、過眠に注意 ・併用禁忌薬あり（イトラコナゾール、クラリスロマイシン等）
○	レスリン®/ デジレル® （トラゾドン）	抗うつ薬	なし	25〜50 mg	150 mg	可		・睡眠深度増強 ・半減期が短く、持ち越し少ない ・筋弛緩作用少なく、転倒リスク低い

☞◎本命（中心的存在）　○対抗（本命の次のランク）

JCOPY 498-22934

不眠症の患者さんに対して、まずは不眠症のパターンを確認した上で、原則として、オレキシン受容体拮抗薬であるレンボレキサント（デエビゴ®）か、スボレキサント（ベルソムラ®）を選択します。

オレキシン受容体拮抗薬は、受容体への結合・解離のスピードや程度が効果発現に影響します。つまり、ベンゾジアゼピン受容体作動薬と違って、半減期と効果の持続時間が必ずしも相関しません。したがって、「半減期の長さに応じた薬剤選択を行う」という従来の流れとは異なることを知っておきましょう。

基礎データ（結合・解離定数）や著者の経験上から、入眠困難や中途覚醒には特にレンボレキサントが有効な可能性があります。

ただし、両者にはそれぞれメリットとデメリットがあります。詳しくは後述しますので、使い分けのイメージが描けるようにしておきましょう。

なお、眠りが浅くてよく夢を見るなど熟眠困難が主体の場合は、鎮静系抗うつ薬であるトラゾドン（レスリン®/デジレル®）を選択しても構いません。

また、いずれかの薬剤を選択後、効果が乏しい場合には、可能であれば最大量まで増やすのが原則です。

Tips

患者さんによっては、痛みに対してプレガバリン（リリカ®）を内服していたり、痒みやアレルギー症状のため抗ヒスタミン薬を内服していたりすることがあります。また、がん患者さんでは、嘔気などのためにオランザピン（ジプレキサ®）を内服している場合もあります。

それらの薬剤は副作用として眠気が出るため、それを逆手（さかて）にとって内服時間を就寝前に変更したり、分割投与の場合は夕食後や就寝前の内服量を少し増やしたりするのも有効です。

ただし、抗ヒスタミン薬については一般に抗コリン作用があり、せん妄をきたすこともあるため、高齢者などでは安易な増量を避けるようにしましょう。

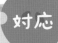

Message

レンボレキサントはベンゾジアゼピン受容体作動薬に比べて依存性や認知機能の低下などが少ないと考えられますが、重度肝機能障害に禁忌です。

オレキシン受容体拮抗薬
デエビゴ®

概要
* 就寝前に 5〜10 mg を内服（高齢者の上限設定はなし）
* フルコナゾール、エリスロマイシン、ベラパミル、イトラコナゾール、クラリスロマイシン等の併用時は 2.5 mg（CYP3A）

メリット
* 依存性や筋弛緩作用などの副作用が少ない
* 認知機能低下のリスクが少ない
* 入眠作用が速く、持ち越しが少ない
* 頓服で使用可能
* 用量幅が広い
* 簡易懸濁が可能
* 一包化が可能

デメリット
* 悪夢の可能性
* ベンゾジアゼピン受容体作動薬より睡眠効果が弱く、切り替えに注意が必要
* 重度肝機能障害に禁忌

好適症例　ベルソムラ® との差別化がポイント
① 高齢者・せん妄ハイリスク患者
　☞ 認知機能低下や転倒が避けられるため
② 入眠困難・中途覚醒の患者
　☞ 入眠作用が速く、効果が持続するため
③ 薬の管理が難しい患者
　☞ 一包化が可能なため

解 説

　レンボレキサント（デエビゴ®）は、スボレキサント（ベルソムラ®）と同じくオレキシン受容体拮抗薬であり、依存性の少ない薬剤のため、長期間内服したとしても比較的安全性が高いと考えられます。

　また、スボレキサントと同様に、認知機能低下のリスクも少ないと考えられます。さらに筋弛緩作用も少ないことから、認知機能低下や転倒を避けたい高齢者に有用といえます。

　スボレキサントとの差別化として、オレキシン受容体への結合や解離が速やかであることから入眠作用が速く、持ち越しを避けられる可能性があります。さらには、頓服としても強い効果を発揮できると考えられます。用量としては 2.5 mg、5 mg、7.5 mg、10 mg の 4 段階があり、調整の幅が広いため、単剤で用量設定がしやすいのも大きなメリットといえそうです。さらに、一包化が可能で、かつ簡易懸濁ができるため、入院患者さんに特に有用と考えられます。

　その他、スボレキサントとの違いとして併用禁忌薬がないことが挙げられます。ただし、イトラコナゾール（イトリゾール®）やクラリスロマイシン（クラリス®）、ベラパミル（ワソラン®）等との併用では 2.5 mg にする必要があります。また高度肝機能障害には禁忌となっているので、注意しておきましょう。

Message

スボレキサントは、依存性や認知機能の低下などの副作用が少ないと考えられ、高齢者や中途早朝覚醒の患者さんに有用です。

オレキシン受容体拮抗薬
ベルソムラ®

概要
* 就寝前に 15〜20 mg を内服（高齢者では 15 mg が上限）
* ジルチアゼパム、ベラパミル、フルコナゾール等の併用時は 10 mg に（CYP3A）

メリット
* 依存性や筋弛緩作用などの副作用が少ない
* 認知機能低下のリスクが少ない（RCT でせん妄予防効果＋）
* 頓服で使用可能

デメリット
* 効果の持続時間は比較的長いが、逆に過眠に注意が必要
* 悪夢の可能性
* ベンゾジアゼピン受容体作動薬より睡眠効果が弱く、切り替えに注意が必要
* 簡易懸濁は不可
* 一包化は不可
* イトラコナゾール、クラリスロマイシン等と併用禁忌

好適症例　　デエビゴ® との差別化がポイント
①高齢者・せん妄ハイリスク患者
　　☞認知機能低下や転倒が避けられるため
②中途・早朝覚醒の患者
　　☞効果の持続時間が比較的長いため

解 説

　オレキシン受容体拮抗薬のスボレキサント（ベルソムラ®）は、ベンゾジアゼピン受容体作動薬に比べて依存性が少ないのが特徴です。したがって、長期間内服したとしても、比較的安全性が高い可能性があります。

　また、プラセボを対照とした無作為化比較試験にてせん妄の予防効果が報告されており、認知機能低下のリスクも少ないと考えられます。さらに筋弛緩作用も少ないことから、認知機能低下や転倒を避けたい高齢者に有用といえます。

　患者さんによっては内服した翌日に過眠を認めることもありますが、裏を返せば睡眠効果の持続が期待できるため、中途覚醒や早朝覚醒のケースに有用です。

　ただし、日常臨床で比較的よく用いられるイトラコナゾール（イトリゾール®）やクラリスロマイシン（クラリス®）などとの併用が禁忌となっています。また、悪夢を見る患者さんがいるので、投与後に確認するようにしましょう。その他、一包化や粉末化が不可という点にも注意が必要です。

　なお、ベンゾジアゼピン受容体作動薬を内服したことのある患者さんにとって、スボレキサントは「効果が弱い」と感じることが多いようです。したがって、ベンゾジアゼピン受容体作動薬からの切り替えにはやや不向きな面もあるため、十分注意する必要があります。

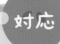

Message

鎮静系抗うつ薬のトラゾドンは睡眠の深さを保つ作用があり、転倒や認知機能低下のリスクも少なく、持ち越しが避けられる上、用量に幅があるのも大きなメリットです。

鎮静系抗うつ薬
レスリン®/デジレル®

概要
* 就寝前に 25〜50 mg を内服
* 25 mg 刻みで、150 mg くらいまで増量可能
* 抗うつ薬であるが抗うつ作用は少なく、広く不眠症治療薬として用いられている

メリット
* 依存性や筋弛緩作用などの副作用が少ない
* 認知機能低下のリスクが少ない（抗コリン作用が少ないため）
* 睡眠深度を増強する（5HT-2A の作用のため）
* 持ち越しが少ない（半減期が短いため）
* 頓服で使用可能
* 用量幅が広い
* 簡易懸濁が可能
* 一包化が可能

デメリット
* ベンゾジアゼピン受容体作動薬より睡眠効果が弱く、切り替えに注意が必要
* 抗うつ薬のため、レセプトでは「うつ病」「抑うつ神経症」などの病名が必要

好適症例
①高齢者・せん妄ハイリスク患者
　☞認知機能低下や転倒が避けられるため
②熟眠困難/悪夢を見る患者
　☞睡眠深度を増強する作用があるため

JCOPY 498-22934

　トラゾドン（レスリン®/デジレル®）は抗うつ薬ですが、抗うつ効果はほとんどなく、「鎮静系抗うつ薬」として不眠症に対してよく用いられる薬です。睡眠の深さを保つ作用があるため、特に熟眠困難の患者さんに対して効果が期待できます。

　また、半減期が短いため持ち越しが避けられ、翌日に眠気が残ることはまずありません。

　さらには筋弛緩作用がほぼないため、転倒のリスクも低く、抗コリン作用の少なさから認知機能低下のリスクも避けられるなど、極めて有用な薬です。

　その他、25 mg または 50 mg を開始用量として 150 mg 程度まで増量できるなど、調整の幅が広いのも大きなメリットです。

　ただし本来は抗うつ薬であるため、「不眠症」に対して保険適用はありません。レセプト病名として、「うつ病」または「抑うつ神経症」などが必要な点に留意しておきましょう。

　なお、ミアンセリン（テトラミド®）も鎮静系抗うつ薬ですが、トラゾドンよりも半減期がやや長く、翌日に眠気が残る可能性があるため、本書では持ち越しの少ないトラゾドンのほうを推奨します。

Message

不安や焦燥が強くて眠れず、「今夜もまた眠れないのでは？」などと考えてさらに悪循環がみられる場合では、ベンゾジアゼピン受容体作動薬を検討しましょう。

③ 不安・焦燥が強い場合

ベンゾジアゼピン受容体作動薬を検討する

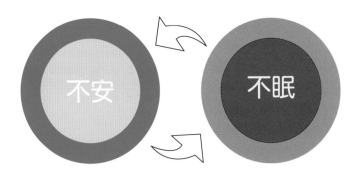

「今夜も眠れないのではないか…」

☞不安が強く、悪循環をきたしている

解　説

　不安や焦燥の強い患者さんでは自律神経性の過活動がみられやすく、不眠をきたすことがあります。そして、不眠をきたすことによって「今夜もまた眠れないのではないか？」と考えるようになり、さらに不安が顕著となってますます眠れなくなる、といった悪循環をきたすようになります。

　こうなってしまうと、睡眠衛生指導だけでは太刀打ちできないため、適切な薬物療法を行い、悪循環のループをしっかり断つことが必要になります。

　ただし、このようなケースに対して、抗不安作用がなく、睡眠効果も決して強くはないオレキシン受容体拮抗薬やトラゾドンを投与しても、残念ながら効果は乏しいと考えられます。

　そこで、ベンゾジアゼピン受容体作動薬の投与を検討することになります。このようなケースこそ、抗不安作用や強力な睡眠作用を持つベンゾジアゼピン受容体作動薬の出番です。

　ただし、後述するように、決して漫然と処方し続けることのないように注意が必要です。悪循環を断つことができ、徐々に不安もやわらいで眠れるようになれば、速やかに減量・中止を行うようにしましょう。なお、不安や焦燥が極端に強い場合は、背景にうつ病や不安障害などの精神疾患が存在することがあるため、専門医（精神科・心療内科）への紹介を勧めましょう。その際、不安や焦燥によって不眠をきたしているという悪循環のメカニズムについて、丁寧に説明することが受診につながるコツです。

Message

ベンゾジアゼピン系薬剤と非ベンゾジアゼピン系薬剤は、いずれも同じ「ベンゾジアゼピン受容体」に作用する薬であり、効果や副作用はほぼ同じと考えておきましょう。

ベンゾ/非ベンゾの違い

	ベンゾジアゼピン受容体作動薬	
	ベンゾジアゼピン系薬剤 ハルシオン® デパス® レンドルミン® サイレース®	非ベンゾジアゼピン系薬剤 マイスリー® アモバン® ルネスタ®
構造式	「ベンゾジアゼピン骨格」を持つ	「ベンゾジアゼピン骨格」を持たない
薬理作用	ベンゾジアゼピン受容体に作用する	
効果や副作用	大きくは変わらない（非ベンゾであっても、ベンゾと副作用はほぼ同じ）	

解 説

　ここでは、「ベンゾジアゼピン受容体作動薬とは何か？」について確認しておきましょう。

　「ベンゾジアゼピン」「非ベンゾジアゼピン」という分け方があることを知っている人は多いと思います。また、「ベンゾは依存性が強く、副作用も多いため、積極的に処方すべきではない」というのも有名な話です。

　そのため、「"非"ベンゾはベンゾではないので副作用が少なく、比較的新しい薬でもあるため、積極的に処方しても大きな問題はない」と誤解されています。これには、「非ベンゾ」が上市された際の製薬メーカーの宣伝効果も一役買っていると思われます。

　ベンゾジアゼピン系薬剤と非ベンゾジアゼピン系薬剤の違いは、実はその化学構造式に「ベンゾジアゼピン骨格」があるかないかだけです。つまり、姿形が違うだけで、いずれも「ベンゾジアゼピン受容体」という同じ受容体に作用します。

　したがって、効果や副作用は大きく変わらないと考えられます。

　そこで、誤解を生まないためにも、ベンゾジアゼピン系薬剤と非ベンゾジアゼピン系薬剤をひっくるめて「ベンゾジアゼピン受容体作動薬」と呼ぶことをオススメします。「非ベンゾジアゼピン系薬剤であっても、安易な処方は禁物」と心得ておきましょう。

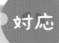

Message

ベンゾジアゼピン受容体作動薬は主に半減期で分類されますが、高力価・短半減期の薬剤は特に依存性が高いため、安易な処方は禁物です。

ベンゾジアゼピン受容体作動薬

オススメ度	分類	一般名	薬剤名	臨床用量（高齢者）	処方日数制限	特徴
☠	超短短時間作用型	トリアゾラム	ハルシオン	0.125〜0.5 mg（0.125〜0.25 mg）		・依存性や健忘、ふらつきが極めて強い ・悪用・乱用されることがある
☠		ゾルピデム	マイスリー	5〜10 mg	30日	・非ベンゾであるが、ふらつきや健忘などは多い
		ゾピクロン	アモバン	7.5 mg〜10 mg		・非ベンゾであるが、ふらつきや健忘などは多い ・起床時に苦みが出ることがある
○		エスゾピクロン	ルネスタ	1〜3 mg（1〜2 mg）	なし	・認知機能低下のリスクが少ない可能性がある ・半減期が比較的長く、中途覚醒にも有効である ・起床時に苦みが出ることがある（アモバンより少） ・ルネスタ 2.5 mg≒アモバン 7.5 mg
△	短時間作用型	エチゾラム	デパス	0.5〜3 mg（0.5〜1.5 mg）	30日	・依存性やふらつきが極めて強い ・ただし、不安や不眠、頭痛、緊張型頭痛など、多くの症状をターゲットにできる ・投与する前に「デパスの必要性」を十分検討し、「いつまで内服するか」を患者と共有する
☠		ブロチゾラム	レンドルミン	0.25〜0.5 mg		・依存性やふらつきが極めて強い
△		ロルメタゼパム	エバミール/ロラメット	1〜2 mg		・グルクロン酸抱合を受けるため、肝障害の患者に有用である
		リルマザホン	リスミー	1〜2 mg	なし	・ふらつきはやや弱い
☠	中間作用型	フルニトラゼパム	サイレース	0.5〜2 mg（0.5〜1 mg）	30日	・依存性やふらつき、持ち越しが強い ・悪用・乱用されることがある（米国では持込禁止）
		エスタゾラム	ユーロジン	1〜4 mg		・持ち越しやふらつきがある ・用量に幅があるため、比較的調整しやすい
		ニトラゼパム	ベンザリン/ネルボン	5〜10 mg	90日	・持ち越しやふらつきが多い ・効果の強さは、サイレース＞ベンザリン＞ユーロジンの順

☞ ○対抗（本命の次のランク）　△単穴（場合によっては役立つ）　☠ 使わない

JCOPY 498-22934

解 説

　ベンゾジアゼピン受容体作動薬には、極めて多くの薬があります。臨床的には、効果の持続時間の目安となる「半減期」の違いによって「超短時間作用型」、「短時間作用型」、「中間作用型」、「長時間作用型」の４つに分類されます。

　不眠症のパターンが入眠困難の場合、「超短時間作用型」または「短時間作用型」の薬を選択します。また中途覚醒の場合では、「中間作用型」の薬を用います。

　ただし「中間作用型」の薬剤でも、翌日に眠気をきたすことがしばしばあります。つまり「中間作用型」の薬剤で早朝覚醒もカバーできるため、実臨床では「長時間作用型」の薬が使われることは少なく、表中でも省略しています。

　なお、トリアゾラム（ハルシオン®）、ゾルピデム（マイスリー®）、エチゾラム（デパス®）、ブロチゾラム（レンドルミン®）などは高力価（効果が強い）かつ短半減期（切れ味がいい）という特徴に加えて、極めて依存性の強い薬です。

　近年になってこれらの薬の「常用量依存」が大きな問題となっており、たとえ添付文書に記載された用量内であっても、減量や中止によって離脱症状が起こる可能性があるため、安易な処方は絶対に避けましょう。

　ベンゾジアゼピン受容体作動薬の中では、認知機能低下のリスクが比較的少ない可能性のあるエスゾピクロン（ルネスタ®）を第１選択薬にしましょう。また、肝障害の患者さんでは、肝臓への影響が少ないロルメタゼパム（エバミール®/ロラメット®）がよいと考えられます。

　エチゾラム（デパス®）については、好適症例かどうかを十分検討して下さい。

Message

エスゾピクロンは、ベンゾジアゼピン受容体作動薬の中では認知機能低下のリスクが比較的低い可能性があるため、不安が強く、なかなか眠れない高齢者などに有用と考えられます。

ベンゾジアゼピン受容体作動薬
ルネスタ®

概要
＊就寝前に1〜3mgを内服（高齢者では2mgが上限）
＊当価換算では「ルネスタ2.5mg≒アモバン7.5mg」とされており、初回投与量は1mgでは効果が乏しい可能性がある（2mg が betterか）

メリット
＊（ベンゾジアゼピン受容体作動薬の中では）認知機能低下のリスクが比較的少ない
＊抗不安作用を有する
＊入眠作用が速く、持ち越しが少ない（半減期が短いため）
＊頓服で使用可能

デメリット
＊ベンゾジアゼピン受容体作動薬に共通した副作用に注意が必要
＊起床時などに味覚異常（口腔内の苦み）が生じることがある（アモバン®よりは少ない）

好適症例
①不安が強くて眠れない高齢者
　☞抗不安作用があり、かつ認知機能低下のリスクが比較的低い可能性があるため

②入眠困難・中途覚醒の患者
　☞入眠作用が速く、効果が持続するため

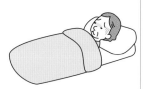

　ベンゾジアゼピン受容体作動薬のエスゾピクロン（ルネスタ®）は、α受容体への薬理作用や市販後調査の結果などから、健忘に関する副作用が比較的少ないことが想定されています。したがって、他のベンゾジアゼピン受容体作動薬と比べてせん妄や認知機能低下のリスクが低い可能性があり、不安が強くなかなか眠れない高齢者などに有用と考えられます。

　ただし、不眠症の患者さんの大半は少なからず不安を抱えています。その不安を過大評価して、安易にエスゾピクロンを投与することがないよう、十分注意する必要があります。

　エスゾピクロンは超短時間作用型であるため、入眠困難に有効です。また、超短時間作用型の中では半減期が比較的長いため、中途覚醒にも有効な可能性があります。ただし、翌日の持ち越しは少ない薬です。

　なお、味覚異常（口腔内の苦み）の副作用が出る患者さんもいるので、投与後には念のため確認しておきましょう。

　当値換算ではエスゾピクロン2.5 mgとゾピクロン（アモバン®）7.5 mgが同程度の強さとされており、著者の経験上もエスゾピクロン1 mgでは効果がかなり弱い印象があります。慎重に1 mgから投与して効果が乏しい場合、2 mgに増やそうとしても、患者さんから「この薬は全然効かないので、他の薬にして下さい」と断られて増量できないことがあります。したがって、エスゾピクロンを処方する際には、初期投与量を2 mgにすることをオススメします。

Message

ロルメタゼパムはCYPの影響を受けず、大半が腎臓で代謝・排泄されるため、薬剤相互作用を避けたいケースや肝機能障害を有する患者さんに有用です。

ベンゾジアゼピン受容体作動薬
エバミール®/ロラメット®

概要
* 就寝前に1〜2mgを内服(高齢者の上限設定はなし)
* CYP(肝臓の代謝酵素)を介さず、大半が腎臓で代謝・排泄される

メリット
* 肝機能への影響が少ない(主に腎臓で代謝・排泄されるため)
* 薬物相互作用が少ない(CYPを介さないため)
* 抗不安作用を有する
* 入眠作用が速く、持ち越しが少ない(半減期が短いため)
* 頓服で使用可能

デメリット
* ベンゾジアゼピン受容体作動薬に共通した副作用に注意が必要

好適症例
① 肝機能障害の患者(薬剤性肝障害含む)
　 ☞主に腎臓で代謝・排泄されるため

② 多剤内服中の患者
　 ☞薬物相互作用が少ないため

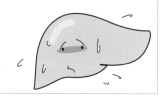

JCOPY 498-22934

　ベンゾジアゼピン受容体作動薬のロルメタゼパム（エバミール®/ロラメット®）は、薬物代謝酵素である CYP（シトクロム P450）の影響を受けず、直接グルクロン酸抱合を受けるため、他の薬剤との相互作用を避けたいケースに有用です。

　また、主に腎臓で代謝・排泄されるため肝臓への影響が少なく、肝機能障害を有する患者さんによく用いられます。

　実臨床では、睡眠薬を内服中の患者さんで被疑薬不明の薬剤性肝障害となり、睡眠薬も併せて中止されるケースがしばしばあります。その場合、睡眠薬の中止によって不眠の再燃が懸念されますので、肝臓への影響が少ないロルメタゼパムを代替薬とするのがよいでしょう。

　とはいえ、「肝機能が悪いケースにはロルメタゼパム」という 1 対 1 対応で覚えるだけでなく、ロルメタゼパムはベンゾジアゼピン受容体作動薬であるため、その副作用を十分考慮することを忘れないようにしましょう。

　なお、抗不安薬であるロラゼパム（ワイパックス®）は、ロルメタゼパムと同じ代謝経路になります。したがって、やはり CYP を介さず直接グルクロン酸抱合を受けるため、相互作用を避けたいケースや肝機能が悪い患者さんに有用であることも、併せて知っておきましょう。

　ちなみに、アルコール離脱症状に対する薬物療法として、通常はジアゼパム（セルシン®）を用いますが、高度の肝機能障害の場合にロラゼパムを使用することがあるのはこのためです。

Message

エチゾラムは抗不安作用や睡眠作用が強く、一部の患者さんには有用ですが、せん妄や転倒のリスクが極めて高いため、特に高齢者では投与を避けましょう。

ベンゾジアゼピン受容体作動薬
デパス®

概要

＊就寝前に1〜3mgを内服（高齢者では1.5mgが上限）：添付文書
　☞ただし、私見では、最大量が多めに設定されているものと考える
　　（全ての患者に安易にこの上限まで投与することは避けねばならない）

メリット

＊抗不安作用や睡眠作用が強く、神経症、うつ病、心身症の不安・不眠などに適応がある
＊筋弛緩作用が強く、頚椎症や腰痛症、緊張型頭痛などに適応がある
＊入眠作用が速く、持ち越しが少ない（半減期が短いため）
＊頓服で使用可能

デメリット

＊ベンゾジアゼピン受容体作動薬に共通した副作用に注意が必要
＊中でも、依存性やフラツキが極めて強い

好適症例

せん妄や転倒のリスクがないか少なく、不安・焦燥がきわめて顕著な不眠症患者
　☞抗不安作用や入眠作用は強いが、せん妄や転倒を惹起する可能性が高いため

＊投与についてはメリットとデメリットを天秤にかけて十分検討する
＊もし投与する場合は、副作用についても十分説明し、漫然と投与しないことをあらかじめ共有しておく

解 説

　ベンゾジアゼピン受容体作動薬のエチゾラム（デパス®）は、抗不安作用や睡眠作用が強い薬です。また、筋弛緩作用を有するため頚椎症や腰痛症、緊張型頭痛など、幅広い症状や疾患に有効です。

　そのため、これまで多くの医師がエチゾラムを頻用してきました。そして患者さんの満足度も高いため、結果的に長期処方につながったといえます。

　近年になって、ベンゾジアゼピン受容体作動薬の長期処方によるデメリットが明らかになりました。中でもエチゾラムは、依存性や筋弛緩作用、そして認知機能低下（せん妄）など副作用が極めて多いことから、まずは安易に処方しないことを強く肝に銘じておきましょう。

　特に、高齢者への新たなエチゾラムの投与は、可能な限りやめましょう。

　エチゾラムを選択するケースとしては、例えばせん妄や転倒のリスクが少ない若い患者さんで不安や焦燥感がきわめて強く、重度の不眠をきたしているような場合です。あるいは、うつ病を背景とした不眠で用いることもあります。ただし、そのようなケースでも投与前に依存性やフラツキなどの副作用について十分説明し、漫然と長期投与しないよう、患者さんとあらかじめ共有することを心がけましょう。

　なお、エチゾラムの投与が必要となる患者さんでは、しばしば背景にうつ病や不安障害などの精神疾患が存在していることがあるため、必要に応じて専門医（精神科・心療内科）への紹介も検討しましょう。

Message

ベンゾジアゼピン受容体作動薬を処方する前には、いったん立ち止まって有効性と副作用のバランスなどについて十分検討するようにしましょう。

ベンゾジアゼピン受容体作動薬
処方する前に確認しておきたいこと

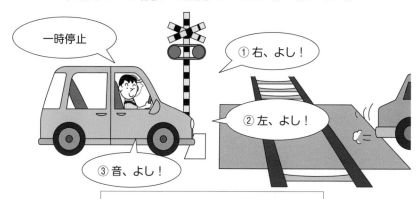

- 一時停止
- ① 右、よし！
- ② 左、よし！
- ③ 音、よし！

①	認知機能低下やせん妄の可能性は？
②	転倒の可能性は？
③	依存や悪用、乱用の可能性は？

解 説

　たとえ不安・焦燥が強い患者さんであっても、決してすぐにベンゾジアゼピン受容体作動薬の投与を行ってはいけません。

　ベンゾジアゼピン受容体作動薬には、認知機能低下（せん妄を含む）や筋弛緩作用による転倒・骨折の他、依存性など、種々の副作用があります。したがって、まずはそれらの副作用が出る可能性と、不安・焦燥や不眠が軽減できる可能性を天秤にかけ、慎重に判断する必要があります。

　①「認知機能低下やせん妄の可能性はどうか？」
　②「転倒の可能性はどうか？」
　③「依存や悪用、乱用の可能性はどうか？」

　これらの可能性を考慮しても、患者さんにもたらす効果のほうが大きいと判断される場合に限って、投与を行うようにしましょう。

　特に、高齢者は認知機能低下やせん妄のリスク、転倒のリスクが高いため、原則としてベンゾジアゼピン受容体作動薬の処方は避けましょう。

　また、執拗にベンゾジアゼピン受容体作動薬を要求する患者さんでは、乱用や悪用のリスクも考慮しなければなりません。特に、「トリアゾラム（ハルシオン®）かフルニトラゼパム（サイレース®）が欲しい」と名指しでいわれる患者さんには十分注意が必要です。

　もし、他の医師から「なぜ、この薬（ベンゾジアゼピン受容体作動薬）を使ったのか？」と聞かれたとき、自信を持ってその根拠がいえるでしょうか？投与を行う前に、今一度自問自答してみましょう。

1章　外来編—短時間で行う能率的な不眠対策—

Message

全ての患者さんは将来必ず「せん妄ハイリスク者」となるため、たとえ若年者であってもベンゾジアゼピン受容体作動薬の長期使用に十分注意する必要があります。

外来における不眠症の薬物療法
せん妄のリスクを考慮した薬剤選択

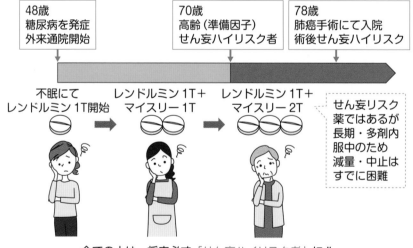

| 48歳
糖尿病を発症
外来通院開始 | 70歳
高齢（準備因子）
せん妄ハイリスク者 | 78歳
肺癌手術にて入院
術後せん妄ハイリスク |

不眠にて
レンドルミン 1T開始 ➡ レンドルミン 1T＋
マイスリー 1T ➡ レンドルミン 1T＋
マイスリー 2T

せん妄リスク
薬ではあるが
長期・多剤内
服中のため
減量・中止は
すでに困難

全ての人は、将来必ず「せん妄ハイリスク者」に‼

解 説

　高齢者や認知症の人など、せん妄ハイリスクの患者さんにベンゾジアゼピン受容体作動薬を処方すると、せん妄をきたすことがあります。したがって、処方する前には必ずせん妄のリスクについて評価することがポイントになります。

　ただし、実際にはせん妄のリスクがほぼないと考えられる若年者でも、せん妄のリスクを考慮に入れておく必要があると考えられます。いったい、なぜでしょうか？

　48 歳で糖尿病を発症した患者さんがいたとします。糖尿病の患者さんは不眠をきたしやすいため、医師は例えばブロチゾラム（レンドルミン®）を処方します。そして、ブロチゾラムを長く飲み続けるうちにだんだん効き目が弱くなり、さらにゾルピデム（マイスリー®）が追加されるなど、薬が増えていきます。

　やがて 70 歳を迎えてせん妄ハイリスク者の仲間入りとなり、78 歳になって手術目的で入院した際には、「術後せん妄ハイリスク」と考えられます。

　内服中のブロチゾラムやゾルピデムはせん妄リスク薬であるため、中止したいのはやまやまなのですが、長期内服のため、急な中止によって離脱症状が出る可能性を考慮すると、何とも手出しができないのです。

　全ての人は必ず歳をとり、将来「せん妄ハイリスク者」になってから、入院治療を受ける可能性が十分あります。その段階で、せん妄ハイリスク薬であるベンゾジアゼピン受容体作動薬を内服していることがないように、外来においても十分注意が必要です。

　高齢者はもちろん、たとえ若い患者さんであっても、決して安易にベンゾジアゼピン受容体作動薬を出し続けることのないよう、肝に銘じておきましょう。

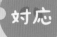

Message

メラトニン受容体作動薬のラメルテオンは、副作用は極めて
少ないものの、効果発現までに1週間以上かかるため、好適
症例を適切に選ぶ必要があります。

番外編
大器晩成型

メラトニン受容体作動薬
ロゼレム®

特徴

＊就寝前（もしくは少し早め）に内服
＊副作用は極めて少ない
　　依存性（−）、認知機能低下（−）、筋弛緩作用（−）、せん妄リスク（−）
＊睡眠作用は極めてマイルド
＊効果発現までに1週間以上かかるため、即効性はない
＊フルボキサミン（ルボックス®/デプロメール®）と併用禁忌
＊高度肝機能障害に禁忌　　"待てる"不眠症

好適症例　即効性が不要なケースに限る

①高齢者
　☞メラトニンの分泌量は加齢とともに低下する
　　ため
　☞認知機能低下や転倒が避けられるため
②睡眠相後退症候群（その他、時差ぼけ、交代勤務など）
　☞メラトニン分泌の時間帯がずれているため
③薬の副作用を出したくないケース
　☞副作用が極めて少ないため

　ここまで不眠症の治療薬として、オレキシン受容体拮抗薬（レンボレキサント、スボレキサント）、鎮静系抗うつ薬（トラゾドン）、そしてベンゾジアゼピン受容体作動薬の中でエスゾピクロンとロルメタゼパム、エチゾラムについて解説してきました。その他に実臨床で知っておきたい薬として、ラメルテオン（ロゼレム®）とクエチアピン（セロクエル®）、クロルプロマジン（コントミン®）、レボメプロマジン（ヒルナミン®）を挙げておきます。

　メラトニン受容体作動薬のラメルテオンは、体内時計を調整する『メラトニン』類似の働きをする薬です。

　メラトニンは朝起床時に日光を浴びてから約15時間後（21時頃）に増えてくるホルモンで、睡眠を促す作用があります。したがって、ラメルテオンの内服時間は就寝前、もしくは少し早めがよいでしょう。

　依存性はなく、認知機能の低下や筋弛緩作用など副作用は極めて少ない薬です。ただし、ラメルテオンはいわばサプリメントのようなもの（不足している栄養素やビタミンを取り入れるのと同じ）であるため、効果は決して強くありません。また、効果発現までに1週間以上かかるため、臨床的な有用性は残念ながら高いとはいえません。

　高齢者では、加齢に伴ってメラトニンの分泌量が減っているため、不眠をきたしやすくなることが指摘されています。そこで、高齢者で、しかも"待てる"不眠症（早急な改善が求められてはいない不眠症）では、効果発現には時間がかかるものの副作用のリスクが極めて少ないラメルテオンが有用と考えられます。

　また、睡眠相後退症候群や時差ぼけ、交代勤務者などはメラトニンが分泌される時間帯がずれているため、やはり有用な可能性があります。

1 章
外来編—短時間で行う能率的な不眠対策—

対応

③ 薬物療法 21

Message

・・・

抗精神病薬のクロルプロマジンはステロイドの不眠に、また
クエチアピンは背景に精神疾患がある患者さんや一般的な睡
眠薬が無効のケースに有用です。

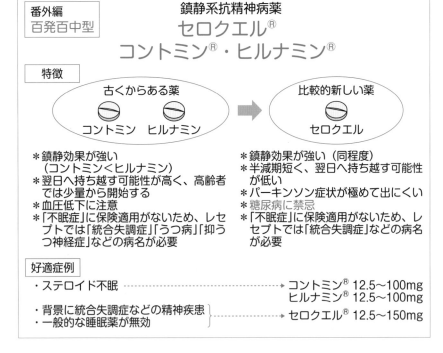

番外編
百発百中型

鎮静系抗精神病薬
**セロクエル®
コントミン®・ヒルナミン®**

特徴

古くからある薬
コントミン　ヒルナミン
→
比較的新しい薬
セロクエル

＊鎮静効果が強い
　（コントミン＜ヒルナミン）
＊翌日へ持ち越す可能性が高く、高齢者
　では少量から開始する
＊血圧低下に注意
＊「不眠症」に保険適用がないため、レセ
　プトでは「統合失調症」「うつ病」「抑う
　つ神経症」などの病名が必要

＊鎮静効果が強い（同程度）
＊半減期短く、翌日へ持ち越す可能性
　が低い
＊パーキンソン症状が極めて出にくい
＊糖尿病に禁忌
＊「不眠症」に保険適用がないため、レ
　セプトでは「統合失調症」などの病名
　が必要

好適症例

・ステロイド不眠 ・・・・・・・・・・・・・・→ コントミン® 12.5～100mg
　　　　　　　　　　　　　　　　　　ヒルナミン® 12.5～100mg

・背景に統合失調症などの精神疾患 ｝
・一般的な睡眠薬が無効 ・・・・・・・・・→ セロクエル® 12.5～150mg

JCOPY 498-22934

解説

鎮静系の抗精神病薬として、クロルプロマジン（コントミン®）とレボメプロマジン（ヒルナミン®）、そしてクエチアピン（セロクエル®）があります。

クロルプロマジンやレボメプロマジンは、古くから統合失調症の不眠や興奮、うつ病や神経症における不安・緊張などに用いられてきました。いずれも鎮静効果は強いのですが、翌日に眠気を持ち越す可能性が高く、しばしば過鎮静を招くことがありました。

そこで、この問題を解決したのがクエチアピンです。

クエチアピンは鎮静効果が強いものの、半減期が短いため、翌日への持ち越しを避けることが可能です。

またパーキンソン症状が極めて出にくく、投与量の目安として 12.5 mg 程度から開始し 150 mg くらいまで増量できるなど、用量に幅があるのも大きなメリットです。

ただし糖尿病の既往のある患者には投与禁忌なので、十分注意して下さい。

その他、多くの身体疾患の治療に用いられるステロイドは、幻覚・妄想などの精神病症状や躁うつなどの気分障害、そして不眠やせん妄など、種々の精神症状を引き起こします。ステロイドによる不眠症は、著者の経験上、一般的な睡眠薬では効果が乏しい印象です。

本来であればクエチアピンを使用したいところですが、ステロイド使用中は血糖値が上昇する可能性があります。そこに糖尿病に禁忌であるクエチアピンを用いると、もし血糖が上がった際に投与の継続が難しくなってしまいます。

そこで、ステロイドによる不眠症には、クロルプロマジンかレボメプロマジンで調整するのがよいでしょう。なお、レボメプロマジンはクロルプロマジンに比べて鎮静効果が強く、翌日に眠気を持ち越さないための用量調整がやや困難なため、クロルプロマジンのほうが使いやすいと考えられます。

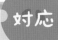
Message

不眠症に対する薬物療法の原則は、できるだけ単剤で処方・調整することです。薬があまり効かない場合、すぐに併用を考えるのではなく、なるべく十分な量まで増量しましょう。

不眠症に対する薬物療法

第1選択薬が効かない場合

原則: できるだけ単剤で処方・調整する

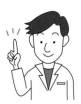

1. 第1選択薬が効かない場合でも、まずは増量してみる

2. 増量しても無効の場合、他の薬剤に変更する
   （変更する薬剤は、オレキシン受容体拮抗薬どうしでも OK）

3. もし併用する場合は、作用機序の異なる薬剤にする

解 説

本書オススメの不眠症に対する第1選択薬は、オレキシン受容体作動薬または鎮静系抗うつ薬でした。ただし、必ずしも最初に選択した薬でよく眠れるとは限りません。

実際、ベンゾジアゼピン受容体作動薬のほうが睡眠作用は強いため、第1選択薬の効果が乏しい場合、どうしてもベンゾジアゼピン受容体作動薬に変えたくなるかもしれません。

ただし、まずは十分な量まで（増やすにしたがって少しずつ効果がみられる場合は最大量まで）増やすことが大切です。その上で、それでも効果が乏しい場合は他の薬を併用するのではなく、完全に切替えるようにして、できるだけ単剤で処方・調整しましょう。

著者の経験上、スボレキサント（ベルソムラ®）、無効でレンボレキサント（デエビゴ®）が著効したケースもあるため、オレキシン受容体拮抗薬どうしの変更も検討すべきと考えられます。

もし薬剤を併用する場合は、できるだけ作用機序の異なる薬剤〔例：レンボレキサント＋トラゾドン（レスリン®/デジレル®）〕がよいでしょう。

ただし、複数の薬剤が無効の場合や、治療方針に困るケースは、専門医（精神科・心療内科）への紹介を検討しましょう。

Message

薬物療法（薬剤選択）のまとめです。不眠症の患者さんに対して、まずは不眠症のパターンを確認します。その上で、オレキシン受容体作動薬または鎮静系抗うつ薬のいずれかを選択しましょう。もし不安や焦燥が強い場合はベンゾジアゼピン受容体作動薬を検討しますが、副作用を十分考慮する必要があります。その他、ケースによってはメラトニン受容体作動薬や鎮静系抗精神病薬を用いるようにしましょう。

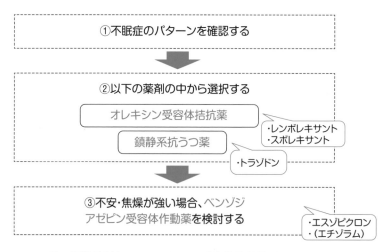

①不眠症のパターンを確認する

②以下の薬剤の中から選択する
オレキシン受容体拮抗薬 ・レンボレキサント ・スボレキサント
鎮静系抗うつ薬 ・トラゾドン

③不安・焦燥が強い場合、ベンゾジアゼピン受容体作動薬を検討する ・エスゾピクロン ・（エチゾラム）

※その他の候補薬剤としてメラトニン受容体作動薬（ラメルテオン）や鎮静系抗精神病薬（クエチアピン、クロルプロマジン）など

解　説

　不眠症の患者さんに対して、まずは不眠症のパターン（入眠困難、中途覚醒、早朝覚醒、熟眠障害）を確認します。

　その上でオレキシン受容体拮抗薬であるスボレキサント（ベルソムラ®）、またはレンボレキサント（デエビゴ®）のいずれかを選択します。

　ただし、熟眠障害が主体の患者さんでは、鎮静系抗うつ薬であるトラゾドン（レスリン®/デジレル®）の使用を検討します。

　もし第 1 選択薬が無効な場合でも、まずは十分量（場合によっては最大量）まで増やすようにし、できるだけ単剤で処方・調整することを原則としましょう。

　不安や焦燥が強い患者さんでは、ベンゾジアゼピン受容体作動薬の使用を検討します。

　ただし、依存性や筋弛緩作用による転倒のリスク、認知機能低下のリスクなど種々の副作用があるため、例えば高齢者への投与は原則として避け、患者さんにとってそれを上回るメリットがあると考えられる場合に限り、慎重に投与を行います。

　ベンゾジアゼピン受容体作動薬の中で、エスゾピクロン（ルネスタ®）は認知機能低下などの副作用が比較的少なく、使用しやすいと考えられます。

　そして、高齢者の"待てる"不眠にはメラトニン受容体作動薬のラメルテオン（ロゼレム®）を、ステロイド不眠や一般的な睡眠薬が無効の場合には鎮静系抗精神病薬であるクロルプロマジン（コントミン®）やレボメプロマジン（ヒルナミン®）、クエチアピン（セロクエル®）の使用を検討しましょう。

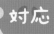
対応

Message

睡眠薬の中でも、特にベンゾジアゼピン受容体作動薬を処方する場合には、前もって長期内服のデメリットや減量・中止の方法などについて伝えておきましょう。

入口の段階で
「出口」までの道順や工程を伝える

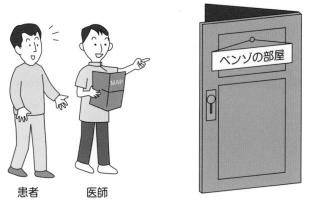

患者　　　医師

ベンゾの部屋

部屋から出られなくなることのないよう、
最初にロードマップを示すことがポイント!!

JCOPY 498-22934

　ここからは、主にベンゾジアゼピン受容体作動薬を処方する際における、患者
さんへの説明のポイントについて解説します。

　不眠症の患者さんに対して、睡眠薬の中でも特にベンゾジアゼピン受容体作
動薬を処方する場合には、事前に十分な説明が必要です。

　たとえると、部屋に入る「入口」の段階で、「出口」までの道筋をきちんと示
しておく、ということです。ロードマップを示しておかないと、患者さんはいつ
のまにか部屋の外に出られなくなってしまいます。

　患者さんがひとたびベンゾジアゼピン受容体作動薬の内服を始めると、薬を
飲んでいる安心感や、やめることへの不安感がだんだん強くなります。これはベ
ンゾジアゼピン受容体作動薬の強い効果や依存性によるものです。

　そうなってから、慌てて医師が「出口」までの道筋を示しても、居心地のよさ
や部屋から出ることの不安によって、患者さんは決してその場所から動こうと
しなくなるのです。

　ベンゾジアゼピン受容体作動薬を処方する医師は、入口の段階で、

「なぜいつまでもその部屋にいてはいけないのか？（長期内服のデメリット）」
「部屋から出るまでの道順は？（減量・中止の方法）」

　などについて十分説明し、出口までのロードマップを示すようにしましょう。

Message

ベンゾジアゼピン受容体作動薬が有する各種の作用はまさに「諸刃の剣」で、いずれもメリットだけでなくデメリットにもなるため、対比しながら理解しておきましょう。

ベンゾジアゼピン受容体作動薬
諸刃の剣

メリット	特徴	デメリット
眠れるようになる	睡眠作用	生活の改善など、原因の除去に目を向けなくなる
不安がやわらぐ	抗不安作用	問題解決に目を向けなくなる
筋肉がほぐれるため、頭痛や肩こりなどがやわらぐ	筋弛緩作用	ふらつくため、転倒しやすくなる
切れ味がよく、翌朝に眠気が残らない	短半減期 (半減期の短い薬剤)	つい連用してしまう

解 説

　ベンゾジアゼピン受容体作動薬には多くの作用がありますが、それぞれが"諸刃の剣"といえます。つまり、メリットだけでなく、デメリットにもなってしまうということです。

　例えば、睡眠作用によって眠れるようにはなりますが、これには実は落とし穴があります。不眠症の本来の治療は、その原因を取り除くことです。ただし、薬を飲んで眠れるようになると、原因に目を向けなくなってしまいます。

　ただし、これはベンゾジアゼピン受容体作動薬に限った話ではなく、不眠症の治療で用いる全ての薬に共通した特徴ですので、十分注意しておきましょう。

　また、抗不安作用のため患者さんの不安はやわらぎますが、一方でやはり問題解決に目を向けなくなり、根本的な解決を先延ばしすることにつながりかねません。

　さらに筋弛緩作用によって筋肉がほぐれ、頭痛や肩こりなどは軽くなりますが、逆にふらつきが強くなって転倒しやすくなります。

　その他、半減期の短いベンゾジアゼピン受容体作動薬ではすぐに効果が出るため、患者さんはつい連用してしまいがちになります。

　不眠症の患者さんに対して、特にベンゾジアゼピン受容体作動薬を処方する際には、メリットとデメリットの両方について具体的に説明する必要があります。ぜひ対比しながら覚えておいて下さい。

Message

ベンゾジアゼピン受容体作動薬には多くのデメリットがある
ため、特に長期内服によるデメリットについては、なるべく
早い段階で患者さんに説明しておきましょう。

ベンゾジアゼピン受容体作動薬
短期・長期内服によるデメリット

	症状・事象など	患者さんへの説明
短期	筋弛緩作用	転倒・骨折などの危険性が高まる
	前向性健忘	薬を飲んでからのことを覚えていない
	持ち越し	日中に体のだるさや眠気が残る
	認知機能の低下	集中力や記憶力を低下させてしまう
	せん妄	入院すると、日にちが分からなくなったり、幻覚が見えたり、強い寝ぼけをきたしやすくなる
	自動車事故	日中に眠気や集中力の低下をきたすことで、自動車運転中に事故を起こしやすくなる
長期	常用量依存	承認された用法・用量を守って飲んでいても、休薬時に離脱症状が出る
	離脱症状	薬を飲んでいないと眠れなかったりイライラする
	耐性	同じ量を飲んでいても効果が徐々に弱くなり、効きにくくなる
	認知症	認知症になりやすくなる

JCOPY 498-22934

ベンゾジアゼピン受容体作動薬には、極めて多くの副作用があります。

短期的には、筋弛緩作用による転倒・骨折、翌日への眠気の持ち越しや集中力の低下、認知機能の低下やせん妄の発症、そして自動車事故につながることがあります。

また長期的には依存の問題や認知症などを招くことになるため、安易な処方を絶対に避けるよう肝に銘じておく必要があります。

ベンゾジアゼピン受容体作動薬の処方が必要な不眠症の患者さんに対して、デメリットばかりを並べていたずらに不安を煽る必要はありません。ただし、長期内服が決して望ましくないことについては、早い段階で説明しておく必要があります。

なお、「ベンゾジアゼピン受容体作動薬は認知症のリスクを高める」ということについて、これまでは常に反論もあり、様々なデータが報告されてきました。最近はやはりリスク因子になるということが強く示唆されており、もしエビデンスを示す必要がある場合は、以下を参考にして下さい。

A Systematic Review and Meta-Analysis of the Risk of Dementia Associated with Benzodiazepine Use, After Controlling for Protopathic Bias

- 14 論文（15 研究）、159,090 症例
- BZ（ベンゾジアゼピン）で認知症リスクは有位に増加
- protopathic bias を排除しても有意差あり

（CNS Drugs. 2018 ; 32）

Message

睡眠薬を処方する際、添付文書の記載通り、運転に従事しな
いよう注意する必要があります。ただし、実際には、患者さ
んごとに現実的な落としどころを探すことになります。

患者の自動車運転に関する精神科医のための
ガイドライン（2014 年）

○運転禁止薬物の処方についての現実的な対応と今後の方針
　これらの薬物（抗精神病薬、抗うつ薬、抗不安薬、睡眠薬、抗てんかん薬等）は、
副作用として眠気などの明らかに運転に支障を来す症状を呈することがあり、注意が
必要である。道路交通法第 66 条（薬物の影響で正常な運転ができないおそれのある
状態での運転の禁止）の規定は遵守されるべきである。
　しかし、副作用の出現の仕方には個人差があり、処方を受けた者全員に運転を禁じ
なければならないほどの医学的根拠はない。
　実際にこれらの薬物の投与を受けている者が運転に従事しており、実態にもそぐわ
ない。処方する医師としては、薬物の開始時、増量時などに、数日は運転を控え眠気
等の様子をみながら運転を再開するよう指示する、その後も適宜必要に応じて注意を
促す、といった対応が現実的であろう。

（日本精神神経学会「患者の自動車運転に関する精神科医のためのガイドライン（2014 年）」
より一部引用）

JCOPY 498-22934

解 説

　ベンゾジアゼピン受容体作動薬内服中のデメリットとして、自動車事故が挙げられることはすでに説明した通りです。

　著者が不眠症の講演を行う際、「睡眠薬を処方した場合、運転をしてはいけないことを患者さんにいわないといけないのでしょうか？」というご質問をいただくことがあります。

　実際、ベンゾジアゼピン受容体作動薬に限らず、本書で挙げた全ての不眠症治療薬は、その添付文書に「眠気、注意力・集中力・反射運動能力などの低下が起こることがあるので、自動車の運転など危険を伴う機械の操作に従事させないように注意すること」と記載されています。

　結論としては、医師が患者さんに睡眠薬を処方する場合、添付文書の記載通り、運転に従事しないよう注意する必要があります。医師として、添付文書に記載された使用上の注意事項に従わなければならないというのは、一定の見解と考えられます。

　ただし、睡眠薬を処方した全ての患者さんに運転を禁止しなければならないかというと、それは極めて難しい問題です。

　実際には、運転ができないと生活が維持できない人も多くおられます。また、睡眠薬を飲まないことによる睡眠不足で、逆に自動車事故を起してしまう可能性も十分考えられます。

　睡眠薬による翌日の眠気などがない人もたくさんいる中で、内服量や内服期間などを考慮せず、全ての患者さんに対して一律運転禁止というのは非合理的のように思えます。そこで、日本精神神経学会「患者の自動車運転に関する精神科医のためのガイドライン（2014 年）」（左頁表）を参考にしていただき、患者さんに合わせた現実的な落としどころを十分検討することが大切です。

Message

ベンゾジアゼピン受容体作動薬のメリットとデメリットを説明する際、患者さんの認識を確認した上で、説明の配分を変えるのが効果的です。

ベンゾジアゼピン受容体作動薬
医師の考えと患者の希望

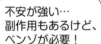

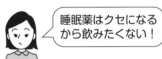

不安が強い…
副作用もあるけど、
ベンゾが必要！

睡眠薬はクセになる
から飲みたくない！

＋　片思い　−

☞ 説明の配分を『メリット＞デメリット』とし、誤解を解く！

依存性のことを考えると、ベンゾは出したくない！

眠れないので、夫が飲んでいるデパスを出して！

−　片思い　＋

☞ 説明の配分を『メリット＜デメリット』とし、処方を避ける！

解説

　ベンゾジアゼピン受容体作動薬のメリットとデメリットを伝える際、全ての患者さんに対して両者を同じ重みで話すと失敗することがあります。

　まずは、患者さんの認識を確認します。その上でメリットとデメリットのどちらを強調するかなど、説明の配分について作戦を立てる必要があります。

　例えば、不安や焦燥が強く、それによって不眠をきたしている患者さんがいたとします。いわば、ベンゾジアゼピン受容体作動薬の処方が必要なケースです。

　ただし、患者さんは「睡眠薬はいったん飲み始めるとクセになる」と考えており、薬に対して強い抵抗感を持っています。

　その場合、ベンゾジアゼピン受容体作動薬のデメリットについては、なるべく不安を煽らないような説明を心がけます。そして「この薬は、悪循環となっている不安と不眠を断つ効果があります」とメリットの部分を強調し、「短期間の使用であれば、依存性のリスクは心配いりません」とやさしく伝えるなど、丁寧に患者さんの誤解を解くようにします。

　説明全体の流れとして、デメリット → メリットの順にすることで、よりメリットのほうを強く印象づけることが可能です。

　逆に、不眠症には該当せず、睡眠薬不要の患者さんであるにも関わらず、ベンゾジアゼピン受容体作動薬の処方を強く希望される場合もあります。そのケースでは、むしろデメリットのほうを強調するのがよいかもしれません。

Message

長期内服中のベンゾジアゼピン受容体作動薬をたまたま飲み忘れて不眠をきたした場合、患者さんは「不眠の再燃」と考えてしまい、結果的に長期内服につながります。

多くの患者は誤解をしている

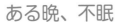

ある晩、不眠

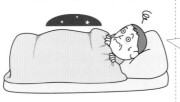

眠前にレンドルミン1Tを
長期内服中の患者

そういえば、
睡眠薬を飲むのを忘れてた…

睡眠薬がないと、
やっぱり眠れないんだ…

<不眠の理由（可能性）>
①薬でコントロールできていた不眠の出現　→患者はこう考える
②ベンゾジアゼピン受容体作動薬の離脱症状　→この可能性のほうが高いが、
　　　　　　　　　　　　　　　　　　　　　　患者にその知識はない

　ここでは「ベンゾジアゼピン受容体作動薬に関して、投与前の説明がいかに重要か」という具体例を、1つ挙げてみたいと思います。

　就寝前にブロチゾラム（レンドルミン®）を長期内服している患者さんです。

　当初は毎晩かかさずブロチゾラムを飲んでいましたが、よく眠れるようになってきたある日の晩、うっかり飲むのを忘れてしまいました。睡眠薬を長く飲んでいる人の「あるある」です。そして仮に眠れなかった場合、患者さんは「薬を飲むのを忘れていた。やっぱり薬はやめられないんだ……」などと考えてしまうのです。

　長期内服中のベンゾジアゼピン受容体作動薬を急に中止して不眠をきたした場合、①不眠の再燃だけでなく、②離脱症状としての不眠、の2通りの可能性があります。実際には②のケースも多く、その場合は適切なプロセスによって減量・中止が可能です。

　ただし、患者さんは前もって説明されていないと、②については全く知らないため、当然ながら①と考えてしまいます。そして、「薬はやめられないし、やめたくない！」と強く訴えることで、結果的に長期内服につながってしまうのです。

　近年になって、ベンゾジアゼピン受容体作動薬は「常用量依存」が大きな問題となっています。つまり、添付文書通りの用量を守って処方・内服していても、急な減量・中止で離脱症状が出ることがあるのです。

　あらかじめ、①および②について患者さんに説明しておくことがポイントです。ぜひ気をつけておきましょう。

Message

睡眠薬の中でも、特にベンゾジアゼピン受容体作動薬は依存性が強いため、減量・中止の時期などをあらかじめ患者さんと共有しておきましょう。

睡眠薬の減量・中止のめやす

①不眠の原因が除去されている場合
②不眠に対する不安・恐怖感が消失している場合

☞特にベンゾジアゼピン受容体作動薬については、依存性を十分考慮し、なるべく6カ月〜1年以上続けないように留意する
☞減量が難しい場合、背景に精神疾患が存在しているケースがあるため、専門家（精神科・心療内科）への紹介を検討する

JCOPY 498-22934

　睡眠薬をいつまで続けるかについては、たとえ処方開始前であっても、患者さんに大まかに伝えておく必要があります。特にベンゾジアゼピン受容体作動薬は依存性が強いため、先の見通しを患者さんとあらかじめ共有しておくことが重要です。

　ベンゾジアゼピン受容体作動薬は、薬の種類にもよりますが、6カ月以上の内服で依存が形成されやすくなるという報告があります（Rickels K. 1999）。また、実際に同一の用法・用量で1年以上処方することで減算の対象にもなります。

　ただし、これはあくまでも1つの目安であって、例えば「6カ月以上は絶対に飲んではいけない」などと最初から厳しく伝えるのは、かえって患者さんの不安を煽ってしまうことになりかねません。また、場合によっては、長期間内服していただく必要が出てくるかもしれません。

　そこで、以下のように伝えるのも1つの方法です。ぜひ参考にして下さい。

　「この薬は、長く飲み続けると効果が弱くなり、さらに薬が増えてしまうこともあるので、できれば半年～1年以内には減らすか中止するのが望ましいと思います。ただ、薬を減らしたり中止したりする時期の目安は、少なくともよく眠れていて、眠れない原因がなくなっていたり、眠れないことによる不安がやわらいでいることです。一緒に相談しながらすすめていきましょう」

Message

ベンゾジアゼピン受容体作動薬の減量・中止の方法は、
①ゆっくり、②少しずつ、③ダメなら戻ってやり直し、の
3つがポイントです。

睡眠薬の減量・中止の方法

漸減法（例）

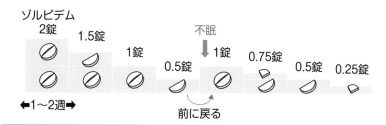

- ワンステップに1～2週間かけて、服用量の25%ずつを目安に漸減
- 減量して不眠があれば前のステップに戻り、減量の幅をさらに小さくして再トライ
- 減薬当初は不眠が出やすいが、数日すれば徐々に改善していくことをあらかじめ伝えておく

①ゆっくり　②少しずつ　③ダメなら戻ってやり直し

JCOPY 498-22934

　ベンゾジアゼピン受容体作動薬は依存性が強いため、長期間にわたって内服していると、急な中止で離脱症状が出現することがあります。

　そのため、減量・中止については、①ゆっくり、②少しずつ、③ダメなら戻ってやり直し、という3つがポイントになります。

　ベンゾジアゼピン受容体作動薬を投与する前に、全ての患者さんに対して減量・中止の方法を説明する必要はありません。ただし「薬を飲み始めるとやめられなくなるのではないか？」などと過度に心配されている患者さんには、具体的に説明しておくのがよいでしょう。

　まず減量を開始する時期ですが、生活や仕事で変化がある時期に減量を行うと、うまくいかなかった場合、それが減量の問題か、それとも生活や仕事でのストレスによるものかが分かりにくくなります。したがって、減量開始の時期は生活や仕事が落ち着いている時期がよいでしょう。

　左図に具体的な減量・中止の方法を挙げています。成書では、「漸減法」や「隔日法」などさまざまな方法が挙げられていますが、著者としてはシンプルな「漸減法」がオススメです。

　最初は、1〜2週間ごとにゆっくり（①）、服用量の25％と少しずつ（②）、減量していきます。そして、もし不眠が出れば、1段階前のステップに戻る（③）ように、あらかじめ伝えておきます。そして、今度はさらに少ない量で減量を行うようにします。

　なお、複数のベンゾジアゼピン受容体作動薬を内服している場合、「短時間作用型」から減量・中止すると、もともと効果が強いため減量の際に不眠を感じやすくなります。したがって、減量・中止によってゆるやかに薬効が低下する「長時間作用型」のほうから手をつけるのが望ましいと考えられます。

Message

薬物療法を開始する際の説明のまとめです。不眠症の患者さんに対して、特にベンゾジアゼピン受容体作動薬を処方する場合は、まずは薬のメリットとデメリットについて説明しておく必要があります。ただし、患者さんの認識を把握して、説明の配分などについて作戦を立てるのが効果的です。また、特に常用量依存について早めに伝えておくと、将来的に減量・中止をスムーズに行うことができます。

---

①患者の睡眠薬に対する認識の把握

↓

②患者の認識に合わせて、メリット・デメリットの説明の配分を変える

1. 睡眠薬に対する抵抗感がない/少ない場合
   メリット≒デメリット
2. 睡眠薬に対する抵抗感がなさすぎる場合
   ☞メリット＜デメリット
3. 睡眠薬に対する抵抗感が強すぎる場合
   ☞メリット＞デメリット

↓

③常用量依存については必ず説明をしておく

JCOPY 498-22934

解説

　不眠症の患者さんに対して、睡眠薬の中でも特にベンゾジアゼピン受容体作動薬を処方する場合、まずは薬のメリットとデメリットについて説明しておく必要があります。

　ただし、全ての患者さんに対して両者を同じ重みで説明するのではなく、患者さんの薬に対する抵抗感が強い場合はメリットのほうをより強調して説明し、誤解があればそれを解くことが大切です。

　そして、ベンゾジアゼピン受容体作動薬の内服中に起こりうるデメリットの中でも、特に常用量依存については早めに伝えておくことが大切です。それによって、将来的に減量・中止をスムーズに行うことが可能となります。

　また、減量・中止の方法などについて患者さんに大まかな見通しを伝えておくことも大切です。そして、将来に備えて、具体的な減量・中止方法についてよく理解しておきましょう。

2章

入院編
—せん妄予防を視野に入れた不眠対策—

外来と入院における
不眠に対するアプローチの違い

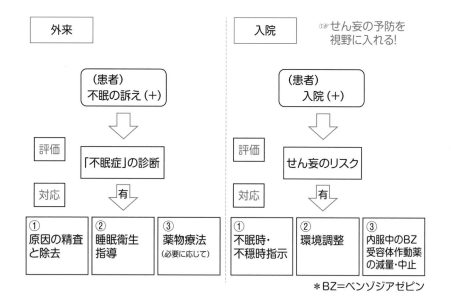

JCOPY 498-22934

解　説

　入院患者さんの不眠に対するアプローチは、外来の場合と大きく異なります。

　外来では、不眠を訴える患者さんに対して、まずは不眠症と診断できるかどうかについて評価します。そして、もし不眠症であれば、①原因の精査と除去に加えて②睡眠衛生指導を実施し、必要に応じて③薬物療法を行います。

　このように、患者さんが不眠を訴えてから評価や対応を行う、という流れです。

　これに対して入院では、全ての患者さんの入院時に、まずせん妄のリスクを評価します。そして、もしせん妄のリスクがなければ、外来と同じく、患者さんが不眠を訴えてから対応を行えばよいでしょう。

　問題は、せん妄のリスクがある場合です。

　高齢の患者さんや認知症の患者さんなど、せん妄のリスクがあると評価される場合、医師はあらかじめ不眠時・不穏時指示を出すようにし、看護師さんはご家族と協力して適切な環境調整を行います。さらには、もしベンゾジアゼピン受容体作動薬を内服中であれば、医師や薬剤師さんはその減量・中止が可能かどうかについて検討します。

　このように、入院の場合、患者さんが不眠を訴えていなくても、せん妄ハイリスクと考えられるケースでは早い段階でせん妄予防を視野に入れた不眠対策を行う必要があるのです。

一般病院の入院患者に占める
65 歳以上の割合

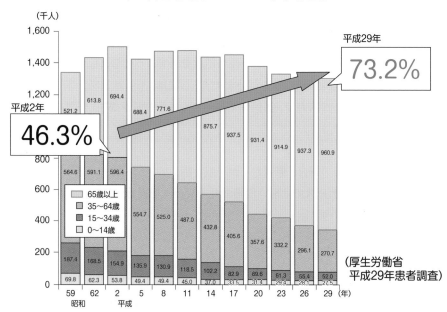

一般病院における入院患者
年齢階級別にみた年次推移

(千人)

平成29年

73.2%

平成2年

46.3%

- 65歳以上
- 35〜64歳
- 15〜34歳
- 0〜14歳

(厚生労働省
平成29年患者調査)

入院患者は年々高齢化している

JCOPY 498-22934

　これまでのせん妄対策は、明らかに後手に回っていました。

　例えば、夜になってノーマークの患者さんがせん妄を発症し、点滴を引き抜いて「家に帰る！」などと興奮状態になってから、慌てて当直医がハロペリドール（セレネース®）を注射します。そして、看護師さんは電話でご家族を呼び出します。

　遅い時間に使われたハロペリドールは翌日の過鎮静を招き、誤嚥性肺炎につながります。また、夜中に病院にやってきたご家族はつじつまの合わないことをいう患者さんを叱責することで、患者さんの興奮はさらに強くなってしまうのです。

　近年になり、せん妄対策は間違いなく予防にシフトしています。

　厚生労働省の患者調査によると、一般病院の入院患者さんに占める 65 歳以上の割合は、平成 2 年は 46.3％だったのに対し、平成 29 年にはなんと 73.2％まで上昇しています。つまり、「一般病院の入院患者さんは、4 人のうち 3 人が 65 歳以上」という計算になるのです。

　入院患者さんが高齢化したことで、当然ながら認知症を有する人の割合も増えています。「高齢」「認知症」は、いずれもせん妄のリスク因子であるため、今や入院患者さんの大半は「せん妄ハイリスク者」といえるのです。

　このように、入院患者さんにせん妄発症予備軍があまりにも多くなったことから、これまでのような発症後の対策ではうまくいかなくなってきました。そこで、一般病院において、せん妄の予防に対する取り組みが強く求められるようになったのです。

「せん妄ハイリスク患者ケア 加算」と不眠対策

別紙様式7の3

せん妄ハイリスク患者ケア加算に係るチェックリスト

（患者氏名）＿＿＿＿＿＿＿殿

入院日　　　　　：令和　　年　　月　　日
リスク因子確認日　：令和　　年　　月　　日
せん妄対策実施日　：令和　　年　　月　　日

評価

1. せん妄のリスク因子の確認

（該当するものにチェック）

- ☐　70歳以上
- ☐　脳器質的障害
- ☐　認知症
- ☐　アルコール多飲
- ☐　せん妄の既往
- ☐　リスクとなる薬剤（特にベンゾジアゼピン系薬剤）の使用
- ☐　全身麻酔を要する手術後又はその予定があること

対応

2. ハイリスク患者に対するせん妄対策

（リスク因子に1項目以上該当する場合、以下の対応を実施）

- ☐　認知機能低下に対する介入（見当識の維持等）
- ☐　脱水の治療・予防（適切な補液と水分摂取）
- ☐　リスクとなる薬剤（特にベンゾジアゼピン系薬剤）の漸減・中止　→　③内服中のBZ受容体作動薬の減量・中止
- ☐　早期離床の取組
- ☐　疼痛管理の強化（痛みの客観的評価の併用等）
- ☐　適切な睡眠管理（非薬物的な入眠の促進等）　→　①不眠時・不穏時指示　②環境調整
- ☐　本人及び家族へのせん妄に関する情報提供

3. 早期発見

せん妄のハイリスク患者については、せん妄対策を実施した上で、定期的にせん妄の有無を確認し、早期発見に努める。

（出典：厚生労働省保険局医療課「令和2年度診療報酬改定の概要」）

［解 説］

　一般病院にせん妄の予防対策が求められる中、令和 2 年度の診療報酬改定で「せん妄ハイリスク患者ケア加算」が新設されました。

　この加算では、全ての入院患者さんに対してせん妄のリスク因子を確認し、1 つでも該当する場合は適切なせん妄対策を行うとともに、定期的にせん妄の有無を確認すること、とされています。

　現在、多くの病院がこの加算を算定するようになったため、『入院編』ではこの流れに沿って解説したいと思います。ただし本書のテーマはあくまでも「不眠診療」ですので、厚生労働省が定めるチェックリスト（左表）の中でも、特にそれに関する内容をとりあげます。

　まず「適切な睡眠管理（非薬物的な入眠の促進等）」として、薬物療法と非薬物療法について解説します。

　薬物療法については、医師が入院時に不眠時・不穏時指示を出しておき、それを看護師が適切に患者さんへ投与し、その効果や副作用について医師と情報共有することです。ベンゾジアゼピン受容体作動薬による薬剤性のせん妄を避ける意味でも、あらかじめ不眠時・不穏時指示を出しておくことは極めて有用と考えられます。

　そして、非薬物療法としては、『外来編』でも詳しく解説した睡眠衛生指導を行うことになります。ただし、ここでいう睡眠衛生指導とは、主に環境調整のことです。例えば、入院中に「眠くなってから布団に入る」ことは現実的に難しいため、看護師さんが中心となって「ベッドを窓際にして、日光があたるようにする」などの環境調整を行い、睡眠覚醒リズムを整えるようにします。

　最後に、「リスクとなる薬剤（特にベンゾジアゼピン受容体作動薬）の漸減・中止」についてです。本チェックリストでは、特にベンゾジアゼピン受容体作動薬が重視されており、せん妄の発症リスクを下げるために、医師や薬剤師さんは減量・中止を検討します。ただし、長期内服中のベンゾジアゼピン受容体作動薬を急に減量・中止すると、せん妄を含む種々の離脱症状をきたすことがあるため、慎重な対応が必要になります。

Message

せん妄に対して効果的・効率的にアプローチするために、せん妄を 3 因子（準備因子、直接因子、促進因子）で理解しておきましょう。

せん妄の3因子

せん妄 = 火

直接因子
（ライター）

引き金になる

身体疾患、薬剤、手術

＊薬剤は「アルコール
（離脱）」を含む

準備因子
（薪）

起こりやすい素因

高齢、認知症など

促進因子
（油）

促進・遷延化させる

痛み、便秘、不眠、
不安、ICUなど

（岡山大学病院
精神科リエゾンチーム 作成）

JCOPY 498-22934

　入院患者さんの場合、早い段階でせん妄予防を視野に入れた不眠対策を行う必要があることは、すでに述べた通りです。ここでは、せん妄へのアプローチ方法について、図解で整理しておきましょう。

　せん妄は、いろいろな要因が複雑に絡み合って発症します。したがって、やみくもにアプローチをしても決してうまくはいきません。そこで、せん妄に対して効果的・効率的にアプローチするために、せん妄を3因子で理解しておくようにしましょう。

　せん妄の3因子とは、準備因子、直接因子、促進因子のことです。これらを端的に表現すると、準備因子は「せん妄が起こりやすい素因」、直接因子は「せん妄の引き金となるもの」、促進因子は「せん妄を誘発しやすく、悪化・遷延化につながるもの」となります。

　ここでは、せん妄をたき火の「火」にたとえてみます。「火」が燃えるためには下地となる「薪」、火をつける「ライター」、そして火がつきやすくなったり燃え続けたりするための「油」が必要です。

　せん妄では、「薪」にあたるものが準備因子、「ライター」が直接因子、「油」が促進因子、となります。

　準備因子には、「高齢」「認知症」「脳器質性疾患の既往」「せん妄の既往」「アルコール多飲」などがあります。これらを持つ患者さんはせん妄になりやすいため、「準備因子＝せん妄のリスク因子」と考えられます。

　また、直接因子には大きく「身体疾患」「薬剤」「手術」の3つが挙げられます。なお、「薬剤」には、「アルコール（離脱）」も含めるようにして下さい。せん妄の患者さんではこのうちの1つ、もしくは複数が重なって、それが直接的な引き金となってせん妄が起こっていると考えられます。

　そして促進因子とは、不眠や痛みなどの「身体的苦痛」、不安や抑うつ気分などの「精神的苦痛」、入院や ICU などの「環境変化」のことです。これらのマネジメントが不十分であれば、せん妄が起こりやすかったり、長引いたり、悪くなったりするのです。

Message

せん妄は準備因子、促進因子、直接因子の足し算によって発症することから、その予防対策はシンプルに「リスクの引き算」と考えることができます。

せん妄予防対策は「リスクの引き算」

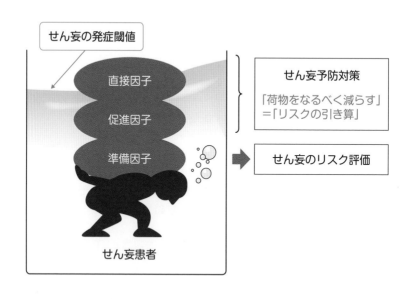

JCOPY 498-22934

　せん妄の患者さんは、「準備因子」「促進因子」「直接因子」という、いわば3つの大きな荷物を背負っていると考えてみましょう。実臨床では、これら3つの荷物が重なり合って一定のライン（せん妄の発症閾値）を超えることで、せん妄が水面下から顔を出します。そこで、せん妄を予防するためにはこのラインを超えないような対策をとること、つまり3つの荷物をできるだけ少なくすることが求められるのです。

　ただし、準備因子は「高齢」「認知症」などであり、その患者さんに備わった個体要因です。いわば「取り除くことのできない荷物」ですので、準備因子はあくまでも「リスク評価」として用います。

　実際の予防対策は、直接因子と促進因子を減らすことです。せん妄対策はつい難しく考えがちですが、「リスクの引き算」と考えると分かりやすいのではないでしょうか。

　例を挙げてみます。高齢のがん患者さんで、骨転移による高カルシウム血症を認めています。痛みに対してオピオイド、不眠にはベンゾジアゼピン受容体作動薬を内服していましたが、今回脱水と肺炎を起こして入院になりました。

　一見すると、せん妄の予防対策として、いったいどこから手をつけたものか、途方に暮れてしまいそうです。

　そんなときこそ、せん妄の予防対策は「リスクの引き算」とシンプルに考えるようにしましょう。この患者さんの3因子を把握し、取り除けるものと取り除くのが困難なものとを見極め、できることから対策を始めてみましょう。

Message

- -

患者さんが入院した際、まずは準備因子を用いてせん妄のリ
スクを評価し、せん妄ハイリスクであればその予防を視野に
入れた不眠対策を行いましょう。

評価

STEP1 せん妄のリスク評価

- □ 70歳以上
- □ 脳器質的障害
- □ 認知症（認知機能低下）
- □ アルコール多飲
- □ せん妄の既往
- □ リスクとなる薬剤
  （特にベンゾジアゼピン受容体作動薬）の使用
- □ 全身麻酔を要する手術後またはその予定があること

あてはまらない → 経過観察

リスク因子が1つでもあてはまる場合

対策

STEP2 せん妄予防を視野に入れた不眠対策

①不眠時・不穏時指示

②環境調整

③内服中のベンゾジアゼピン受容体作動薬の減量・中止

JCOPY 498-22934

あらためて、入院患者さんへの不眠対策について、この『入院編』では「せん妄ハイリスク患者ケア加算」の流れに沿って解説したいと思います。

まず、患者さんが入院した際、せん妄の準備因子を用いて「せん妄のリスク」を評価します（☞STEP 1）。

具体的には「70歳以上」、「脳器質的障害」、「認知症（認知機能低下）」、「アルコール多飲」、「せん妄の既往」、「リスクとなる薬剤（特にベンゾジアゼピン受容体作動薬）の使用」、「全身麻酔を要する手術後またはその予定があること」の7項目の有無を確認しましょう（厚生労働省のチェックリストより抜粋）。

リスク因子が全くない患者さんでは、特にせん妄対策は不要です。この場合、あらかじめ不眠時・不穏時指示を出しておくかどうかは主治医の判断にゆだねられます。実際には患者さんが不眠を訴えてから、その原因などに応じて対策を考えるという、『外来編』の流れですすめてもよいと思います。

もしリスク因子が1つでもあてはまる場合、せん妄ハイリスク患者として、せん妄予防を視野に入れた不眠対策を行います（☞STEP 2）。

なお、厚生労働省が示すチェックリストでは、7項目のせん妄対策を推奨しており、いずれも大切な内容と考えられます。中でも、せん妄の発症を予防する上で、特に不眠対策は重要なポイントになります。

したがって、この『入院編』ではSTEP 1「せん妄のリスク評価」およびSTEP 2「せん妄予防を視野に入れた不眠対策」について、詳しく解説していきます。

評価

Message

せん妄のリスク評価の中でも、「認知症（認知機能障害）」「アルコール多飲」「せん妄の既往」は特に見逃しが多いため、評価の方法に工夫が必要です。

STEP 1　　　　　せん妄のリスク評価

□ 70歳以上
□ 脳器質的障害
□ 認知症（認知機能低下） ①
□ アルコール多飲
□ せん妄の既往
□ リスクとなる薬剤 （特にベンゾジアゼピン受容体作動薬）の使用 ③
□ 全身麻酔を要する手術後またはその予定がある

① 評価に工夫が必要となる

② 直接因子にもなりうる

③ 医師や薬剤師が評価を行う

患者さんが入院した際、STEP 1 で示したように、まずは看護師さんが中心と
なってせん妄のリスクを評価します。この際、ポイントが 3 つあります。

1 つめのポイントは、「見逃しを避ける」ことです。リスク因子のうち、「認知
症（認知機能低下）」「アルコール多飲」「せん妄の既往」の 3 つは、正確な把握
が難しく、評価者によって判断がばらつきやすい項目です。したがって、評価の
方法に工夫が必要です。

2 つめのポイントは、「アルコール多飲」と「ベンゾジアゼピン受容体作動薬
の使用」は、いずれも準備因子だけでなく、直接因子にもなりうることです。例
えば「アルコール多飲」は、もしも「アルコール依存症」のレベルにまで達して
いれば、入院による飲酒中断によってアルコール離脱せん妄が起こる可能性が
あります。すなわち「アルコール多飲」が、実はせん妄の直接因子にもなるので
す。

また、すでに述べたように、せん妄は「足し算」で発症します。したがって、
「ベンゾジアゼピン受容体作動薬の使用」も直接因子として足し算されることで
閾値を超えてしまうなど、せん妄の発症に影響する可能性があります。

3 つめのポイントは、「リスクとなる薬剤（特にベンゾジアゼピン受容体作動
薬）の使用」について、一般にせん妄ハイリスクとされている薬は極めて多く、
その把握は看護師さんでは難しいということです。したがって、できれば医師や
薬剤師さんが評価を行うのがよいと考えられます。

では、まず評価の方法に工夫が必要となる「認知症（認知機能低下）」、「アル
コール多飲」、「せん妄の既往」の 3 つについて、詳しく解説していきます。

Message

「認知症（認知機能低下）」の評価は決して容易ではなく、「認知症の診断の有無」や「抗認知症薬の内服の有無」だけで判断すると、実は大きな見逃しにつながります。

認知症は見逃されやすい

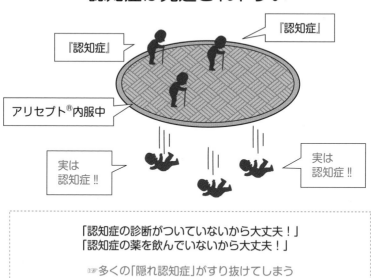

「認知症の診断がついていないから大丈夫！」
「認知症の薬を飲んでいないから大丈夫！」

☞多くの「隠れ認知症」がすり抜けてしまう

JCOPY 498-22934

　準備因子の中でも、認知症（認知機能低下）の患者さんは特にせん妄を発症しやすいことが知られています。そのため、認知症の有無を把握することは、せん妄を予防する上で極めて重要なポイントです。

　ところで「認知症の有無を把握するには、『認知症』という診断名がついているかどうかを確認すればよい」と思っていませんか？実は、これは大きな間違いです。

　認知症の患者さんは、物忘れの自覚が乏しいのが特徴です。つまり、たとえ認知症があっても、自ら病院を受診することはまれであるため、認知症の診断がついていない人がほとんどといっても決して過言ではありません。

　したがって、認知症の有無を「認知症の診断がついているかどうか」「認知症の薬を飲んでいるかどうか」だけで判断すると、その網を多くの「隠れ認知症」の人たちがすり抜けてしまうのです。

　また、認知症の中で最も多い「アルツハイマー型認知症」の患者さんは、社会性が比較的保たれています。そのため、例えば「最近、気になるニュースはありますか？」と尋ねても、「仕事をやめてから、最近はすっかり新聞を読まなくなりました」などと誤魔化して、その場をうまく取り繕います。入院時の説明の際にもニコニコと愛想よくうなずくなど、一見するとこちらのいうことを「理解している」ように見えるため、見逃しにつながりやすいのです。

　では、認知症（認知機能低下）を評価する際のポイントについて、詳しく解説します。

Message

「認知症（認知機能低下）」の評価では、患者さんのふだんの様子をよく知っているご家族に対して、できるだけ具体的な項目で確認することがポイントです。

OLD（初期認知症徴候観察リスト）

◆ご家族の方へ◆　患者さまの日頃のご様子について、当てはまる方に〇をつけてください。

記入日：　　　年　　　月　　　日

患者氏名		男・女（年齢：＿＿＿＿歳）	
1	いつも日にちを忘れている －今日が何月何日かわからないなど	はい	いいえ
2	時間の観念がない －時間（午前か午後さえも）がわからないなど	はい	いいえ
3	少し前のことをしばしば忘れる －朝食を食べたことを忘れているなど	はい	いいえ
4	最近聞いた話を繰り返すことができない －昨日、伝えたことを思い出せない	はい	いいえ
5	同じことを言うことがしばしばある －1日のうちでも、同じ話や質問を繰り返しする	はい	いいえ
6	いつも同じ話を繰り返す －誰かに会うと、いつも同じ話（昔話など）を繰り返しする	はい	いいえ
7	特定の単語や言葉が出てこないことがしばしばある －普段使い慣れた言葉が出てこないなど	はい	いいえ
8	本人の答えから、質問を理解していないことがうかがえる －質問に対する答えが的外れで、かみあわないなど	はい	いいえ
9	話の脈絡をすぐに失う －話があちこち飛ぶ	はい	いいえ
10	本人の会話をこちらが理解することがかなり困難 －本人の話している内容が分かりにくいなど	はい	いいえ
11	話のつじつまを合わせようとする －答えの間違いを指摘され、言いつくろおうとする	はい	いいえ
12	家族に依存する様子がある －本人に質問すると、家族の方を向くなど	はい	いいえ

＜岡山大学病院の場合＞

・外来時、入院前資料に同封してお渡しし、自宅でご家族に記入していただき、入院日に持参してもらう

・70歳以上の患者さんに必ず実施

・4点以上で認知機能低下の疑い

　すでに述べたように、認知症があるかどうかについて、「認知症診断名の有無」や「抗認知症薬の内服の有無」だけで判断しようとすると、多くの「隠れ認知症」を見逃すことになります。そこで、認知症（認知機能低下）の評価については、可能であれば何らかのツールを使うことをオススメします。

　ただし、例えばよく知られている「改訂長谷川式簡易知能評価スケール（HDS-R）」で評価するのは時間も労力もかかるため、決して現実的ではありません。また、いかに簡便なツールであっても、忙しい看護師さんの業務量を増やすことはできる限り避けるべきです。

　そこで、この問題を一気に解決するのが、短時間で実施できるツールをご家族にお渡し、原則としてご家族につけていただくことです。そうすれば看護師さんの負担が減るだけでなく、より適切な評価が可能となるのです。

　初対面の患者さんに認知症があるかどうかは、なかなか分からないものです。認知症の専門家が、認知症の診断で最も重視しているのは、本人からの話や長谷川式の点数ではなく、実はご家族からの話です。これまでできていたことができなくなっていないかなど、本人のふだんの生活をよく知るご家族から情報を得ることが大切です。その点からも、ご家族に評価をしていただくのはとても理にかなっていると考えられます。

　岡山大学病院では、「OLD（初期認知症徴候観察リスト）」と呼ばれる評価ツール使っています。入院が決まった外来の時点で、70歳以上の患者さん全てに「入院のしおり」と一緒にOLDの用紙をお渡しし、入院までにご家族に記入していただくようお伝えしています。そして、入院時に看護師さんはご家族からOLDの用紙を受け取り、4点以上で「認知機能低下あり」と判断してせん妄ハイリスクと評価するだけでなく、その項目内容をケアに活かすようにしています。ぜひ参考にして下さい。

Message

「アルコール多飲」の評価では、なるべく客観的な評価ツールを用いるようにし、もし該当する場合は「アルコール離脱せん妄」のリスクについてもあわせて評価しましょう。

AUDIT-C（アルコール使用障害同定テスト）

◆飲酒歴についての確認◆

1. あなたはアルコール含有飲料をどのくらいの頻度で飲みますか？
  ①飲まない(0 点)　②月に 1 度以下(1 点)　③月に 2～4 度(2 点)
  ④週に 2～3 度(3 点)　⑤週に 4 度以上(4 点)

2. 飲酒するとき、通常どのくらいの量を飲みますか。
  ①1～2 ドリンク(0 点)　②3～4 ドリンク(1 点)　③5～6 ドリンク(2 点)
  ④7～9 ドリンク(3 点)　⑤10 ドリンク以上(4 点)

  ＊ドリンク数の換算は以下の通り

種類	量	ドリンク数	種類	量	ドリンク数
ビール (5%)	コップ(180ml) 1 杯	0.7	チューハイ (7%)	350ml 缶 1 本	2.0
	小瓶/350ml 1 本	1.4		500ml 缶 1 本	2.8
	中瓶/500ml 1 本	2.0	カクテル類 (5%)	コップ(180ml)1 杯	0.7
日本酒 (15%)	1 合(180ml)	2.2		お猪口(30ml) 1 杯	0.4
	お猪口(30ml) 1 杯	0.4		500ml 缶 1 本	2.0
焼酎(20%) (25%)	1 合(180ml)	2.2	ワイン (12%)	ワイングラス(120ml) 1 杯	1.2
	1 合(180ml)	3.6		ハーフボトル(375ml) 1 本	3.6
				フルボトル(750ml) 1 本	7.2
ウイスキー (40%)	シングル水割り 1 杯 (原酒 30ml)	1.0	梅酒 (15%)	1 合(180ml)	2.2
	ダブル水割り 1 杯(原酒 60ml)	2.0		お猪口(30ml) 1 杯	0.4
	ショットグラス(30ml)1 杯	1.0			
	ポケットビン(180ml) 1 本	5.8			

3. 1 度に 6 ドリンク以上（ビール 1500ml や日本酒・焼酎 3 合以上）に飲酒することがどのくらいの頻度でありますか？
  ①ない(0 点)　②月に 1 度未満(1 点)　③月に 1 度(2 点)
  ④週に 1 度(3 点)　⑤ほぼ毎日(4 点)

（岡山大学病院精神科リエゾンチーム で実際に使用しているもの）

<岡山大学病院の場合>

・飲酒歴のある患者さんに必ず実施

・6点以上で「アルコール多飲」

・「アルコール多飲」に該当する場合、アルコール離脱症状の既往や連続飲酒の有無、最終飲酒日などについても確認する

　アルコール多飲の患者さんは、せん妄を発症しやすいとされており、これには飲酒による脳細胞へのダメージが想定されています。そのため、アルコール多飲の有無を把握することは、せん妄の発症を予防する上で極めて重要です。

　ただし、単純に「アルコール多飲」というだけでは、評価者によって評価がばらつく可能性があります。

　例えば、毎日ビール 500 mL を 2 本飲む患者さんがいたとします。その患者さんを評価するのがお酒好きな看護師さんのときと、下戸の研修医の場合とでは「アルコール多飲」の評価が違ってくるのは当然です。

　実は、「どのくらいの飲酒量・飲酒頻度がせん妄の準備因子となるのか」について、明確なエビデンスはありません。ただし、実臨床では「アルコール多飲」というだけではなく、一定の評価基準を決めておくのがよいでしょう。

　岡山大学病院では、飲酒歴のある入院患者さん全てに「AUDIT-C」と呼ばれるアルコール使用障害のスクリーニングツールによる評価を実施しています。AUDIT-C は AUDIT（Alcohol Use Disorders Identification Test）の簡易版で、3 項目のみの評価のため、極めて短時間で実施できます。

　AUDIT-C のメリットは、具体的な飲酒量や飲酒頻度などを数値化し、客観的に評価できる点です。当院では、過去のせん妄発症との関連を検討し、6 点以上を「アルコール多飲」としています。

　また、アルコール多飲はせん妄の準備因子だけでなく、場合によってはアルコール離脱せん妄のハイリスク、すなわち直接因子にもなりえます。例えばアルコール依存症の患者さんが入院し、急な断酒を余儀なくされた場合、入院後にアルコール離脱せん妄を発症する可能性があるのです。

　そこで、例えば「アルコール多飲」と評価した場合には、さらに連続飲酒があるかどうか、最終飲酒日がいつか、離脱症状の既往があるかどうかなどについても確認し、「アルコール離脱せん妄の発症リスク」の評価を忘れないことです。詳細は成書に譲ります。

Message

「せん妄の既往」の評価では、入院歴や手術歴がある患者さんの場合、過去の入院中や手術後にせん妄があったかどうか、ご家族に具体的に尋ねるようにしましょう。

「せん妄の既往」把握のしかた

○○さん　76歳　男性
既往歴
　高血圧、糖尿病、大腸がん手術
紹介状本文
　平素より大変お世話になっております。
　上記患者様ですが…

①入院歴・手術歴を確認する

②家族に、せん妄の有無を尋ねる

せん妄の既往が分かれば…
- 「せん妄ハイリスク」として早めに予防対策を行うことができる
- 過去の使用薬剤やその用量をせん妄発症時に活かすことができる

JCOPY 498-22934

せん妄の既往がある患者さんは、特にせん妄を発症しやすいとされています。一度あることは二度ある、二度あることは三度ある、ということです。したがって、せん妄の既往を把握することは、せん妄を予防する上で極めて重要です。

ただし、せん妄が「既往歴」としてカルテまたは紹介状に記載されていることはほとんどないため、実際には把握が難しい項目といえるでしょう。

そこで、例えば肺炎で入院歴がある場合、その際にせん妄がなかったかどうか、あるいは大腿骨頚部骨折の既往があれば、術後にせん妄がなかったかどうかについて、積極的に確認してみることが大切です。

その際、患者さん自身はせん妄になったことを覚えていない場合も多いため、ご家族に尋ねるのがよいでしょう。

ただし、ご家族に「前に手術をした後、せん妄になりましたか？」などと尋ねても、怪訝な顔をされるかもしれません。なぜなら、ご家族は必ずしも「せん妄」という言葉を知らないからです。

そこで、「前に手術をした後、夜眠れなくなっただけでなく、日にちや場所が分からなくなったり、あるはずのないものが見えているようだったり、夢か現実か分からなくなったりするようなことはありませんでしたか？」などとなるべく平易な言葉で、具体的に尋ねてみるのがよいでしょう。

せん妄の既往を把握することで、「せん妄ハイリスク」として早い段階で予防的な対策を行うことができるだけではありません。前にせん妄を発症した際の治療薬やその用量が分かれば、今回せん妄を発症した際の参考にできるのです。

例えば「前にせん妄になったときは、クエチアピン（セロクエル®）100 mg で落ち着き、副作用も特になかった」という情報があれば、「今回もしせん妄になったら、やはりクエチアピンを選択し、少なくとも 100 mg くらいまでは増量が必要かもしれない」という備えができます。

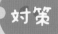

対策

Message

・・・・・・・・・・・・・・・・・・・・・・・・・・・・・・・・・・・・

せん妄予防を視野に入れた不眠対策とは、①不眠時・不穏時指示、②環境調整、③内服中のベンゾジアゼピン受容体作動薬の減量・中止の3つです。

STEP 2 | せん妄予防を視野に入れた不眠対策

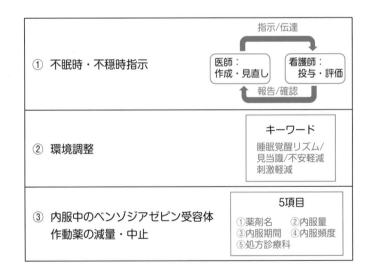

解 説

　患者さんが入院した際、せん妄のリスクを評価し $\boxed{\text{STEP 1}}$ 、せん妄ハイリスクと考えられる場合は、せん妄予防を視野に入れた不眠対策を行います $\boxed{\text{STEP 2}}$ 。

　せん妄予防を視野に入れた不眠対策とは①不眠時・不穏時指示、②環境調整、③内服中のベンゾジアゼピン受容体作動薬の減量・中止の３つです。ここではまず、①不眠時・不穏時指示について詳しく解説します。

　医師は、あらかじめ「不眠時・不穏時指示」を出すようにします。ただし、投与の対象はせん妄ハイリスク患者であるため、当然ながらせん妄を起こす可能性のあるベンゾジアゼピン受容体作動薬の使用を避けることが重要です。このことだけでも、薬剤性せん妄の数はかなり減ると考えられます。

　そして看護師さんは、患者さんの様子を観察しながら「不眠時・不穏時指示」の薬をできるだけ積極的に投与します。そして、薬の効果や副作用を評価した上で医師に報告し、情報共有に努めましょう。

　医師のほうも、指示を出しただけで満足するのではなく、それがどのように使われたかについて、看護師さんに確認しましょう。せん妄は日内変動がみられ、特に夜間に症状が顕著となることが多いため、夜勤の看護師さんからの情報は特に大切です。可能であれば朝イチで詰所に行って生の声を聞くようにし、それが難しい場合は夜間の看護記録を必ず確認するクセをつけましょう。

　そして、忘れてはならないのが薬剤師さんの役割です。医師は不眠時・不穏時指示を出す際、もし困ることがあれば薬剤師さんにアドバイスを求めるのがよいでしょう。また、投与した薬の効果や副作用を評価する看護師さんにとって、薬剤師さんは頼もしい存在のハズです。

　薬剤師さんも、頼られる存在であることの自覚を持ち、ぜひ不眠時・不穏時で使う薬について詳しく知っておくとともに、普段から医師や看護師さんとできるだけ良好な関係を築いておくことが大切です。

　では、まず「不眠時・不穏時指示」について解説していきましょう。

対策

Message

せん妄ハイリスク患者における不眠のマネジメントは、せん妄の発症予防につながりますが、その際にベンゾジアゼピン受容体作動薬の投与を避けることが重要です。

せん妄予防を視野に入れた不眠に対するアプローチ

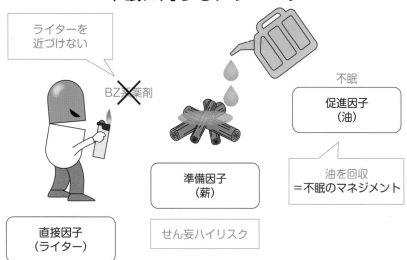

解　説

　せん妄と不眠は、切っても切り離せない関係です。

　例えば、高齢で認知症の患者さんが入院し、ふだんとは全く違う環境の中で不眠をきたしたとします。

　たき火のたとえでいうと、この患者さんは「高齢」「認知症」という2つの準備因子を持っており、薪が複数並べられた状態にあります。そして、「環境変化」「不眠」という2つの促進因子が加わったことで、薪にはびっしりと油が撒かれてしまいました。

　もしここに、直接因子であるライターが近づくと、どうなるでしょうか？　一気に火がついてしまい、せん妄を発症することはお分かりですね。

　そこで、油を回収すること、すなわち患者さんが少しでも安心できるよう環境を整えるとともに、不眠を積極的にマネジメントすることがせん妄の予防につながると考えられます。

　ただし、不眠の治療薬としてブロチゾラム（レンドルミン®）やゾルピデム（マイスリー®）などを使ってはいけません。不眠が改善するどころか、逆にベンゾジアゼピン受容体作動薬がライターの役割を果たし、いち早く「薬剤性せん妄」を引き起こしてしまうことになるのです。

　せん妄ハイリスク患者に対しては、どのような薬を使って不眠をマネジメントするかが極めて重要です。そのため、あらかじめ不眠時・不穏時指示を出しておくだけでなく、ベンゾジアゼピン受容体作動薬の使用を避けることが大きなポイントとなるのです。

対策

Message

せん妄ハイリスク患者に対する不眠時指示では、単剤で調整が可能というメリットを考慮し、トラゾドンまたはデエビゴを用いましょう。

岡山大学病院
精神科リエゾンチーム推奨指示

不眠時

トラゾドン25mg
　30分あけて計3回までOK

> 25〜150mg/日
> 適度な鎮静効果があり、
> 翌朝への持ち越しも少ない

不穏時

[糖尿病なし]
　クエチアピン25mg
　　30分あけて計3回までOK
※糖尿病には禁忌のため、投与前に必ず確認が必要

> 25〜150mg/日
> 強力な鎮静効果があり、
> 翌朝への持ち越しも少ない

[糖尿病あり]
　リスパダール液0.5mL
　　30分あけて計3回までOK

> 0.5〜3mg/日
> 幻覚妄想効果は強いが、
> 鎮静効果はやや弱い
> 腎機能が悪い場合、
> 効果が蔓延することがある

内服不可時

　セレネース1/4A＋生食20cc iv
　　30分あけて計3回までOK

> 1/4〜3A/日
> 幻覚妄想効果は強いが、
> 鎮静効果はやや弱い
> パーキンソニズムに注意

※パーキンソン病、レビー小体型認知症、重症心不全には禁忌
　のため、投与前に必ず確認が必要

JCOPY 498-22934

せん妄ハイリスクの場合には、医師はあらかじめ「不眠時・不穏時指示」を出しておきましょう。ただし、せん妄を起こす可能性のあるベンゾジアゼピン受容体作動薬の使用を避けることが重要です。

不眠時指示の第1選択薬として、本書ではトラゾドン（レスリン®/デジレル®）またはレンボレキサント（デエビゴ®）をオススメします。その理由として、この2剤は用量の幅がかなり広く、単剤で調整しやすいからです。

例えば、不眠時指示を「スボレキサント15 mg」とした場合を考えてみます。それだけで眠れないこともあるため、2番目、3番目の指示が必要です。その際、スボレキサントの上限を考慮すると、2番目以降は別の薬を使わざるをえません。そうすると、結果的に複数の薬が入り交じることになってしまいます。

薬剤調整の原則は「可能な限り単剤」です。多剤になると、どの薬が効いているのかが分かりにくくなるだけでなく、ゆくゆくの減量・中止が難しくなります。その点、トラゾドンやレンボレキサントの用量幅は広く、不眠時指示の1〜3番目を全て同じにできるため、単剤で調整しやすいのが大きなメリットです。

ただし、トラゾドンは抗うつ薬ですので、「不眠症に保険適用のある薬」で指示を出すのであれば、レンボレキサントになります（例：不眠時 ①デエビゴ5 mg ②デエビゴ2.5 mg ③デエビゴ2.5 mg）。

岡山大学病院では「精神科リエゾンチーム推奨指示」として、左頁のようなテンプレートを作っています（一部改変）。不眠時指示としてベンゾジアゼピン受容体作動薬が使われることのないよう、「せん妄ハイリスク患者ケア加算」が新設された今こそ、病院や病棟単位で約束指示を決めておく大きなチャンスです。

Message

抗うつ薬のトラゾドンは、抗うつ効果は少ないものの睡眠の深さを保つ作用があります。持ち越しが避けられ、転倒リスクも少ない上、用量に幅があるなど、メリットの多い薬です。

鎮静系抗うつ薬
レスリン®/デジレル®

概要
* 就寝前に 25〜50 mg を内服
* 25 mg 刻みで、150 mg くらいまで増量可能
* 抗うつ薬であるが抗うつ作用は少なく、広く不眠症治療薬として用いられている

メリット
* 依存性や筋弛緩作用などの副作用が少ない
* 認知機能低下のリスクが少ない（抗コリン作用が少ないため）
* 睡眠深度を増強する（5HT-2A の作用のため）
* 持ち越しが少ない（半減期が短いため）
* 頓服で使用可能
* 用量幅が広い
* 簡易懸濁が可能
* 一包化が可能

デメリット
* ベンゾジアゼピン受容体作動薬より睡眠効果が弱く、切り替えに注意が必要
* 抗うつ薬のため、レセプトでは「うつ病」「抑うつ神経症」などの病名が必要

好適症例
①高齢者・せん妄ハイリスク患者
　☞認知機能低下や転倒が避けられるため
②熟眠困難/悪夢を見る患者
　☞睡眠深度を増強する作用があるため

JCOPY 498-22934

解説

　トラゾドン（レスリン®/デジレル®）は、抗うつ薬であるにも関わらず抗うつ効果はほとんどなく、「鎮静系抗うつ薬」として不眠に対してよく用いられる薬です。

　半減期が短いため持ち越しが避けられ、翌日に眠気が残ることはまずありません。

　さらには筋弛緩作用がほぼないため、転倒のリスクも少ないと考えられるなど、極めて有用な薬です。

　さらに 25 mg または 50 mg を開始用量として 150 mg 程度まで増量できるなど、調整の幅が広いのも大きなメリットです。したがって、単剤で調整がしやすいため、入院患者さんに有用です。

　また効果発現が速やかなため頓服で使用でき、さらには一包化や簡易懸濁が可能であることから、入院患者さんへの使用に大きなメリットがあります。

　ときどきトラゾドンが 50 mg くらいまで使われて「効果がない」と判断され、すぐに他の薬へ変更されるのを見かけることがあります。できれば、少なくとも 75〜100 mg くらいまでは増量した上で効果を評価するのがよいでしょう。

　ただし、本来は抗うつ薬であるため「不眠症」に対して保険適用はありません。したがって、その点を考慮する場合は、レンボレキサントを使用するのがよいでしょう。

　なおミアンセリン（テトラミド®）も鎮静系抗うつ薬ですが、トラゾドンよりも半減期がやや長く翌日に眠気が残る可能性があるため、本書では持ち越しの少ないトラゾドンのほうを推奨します。

Message

レンボレキサントは認知機能の低下や筋弛緩作用が少なく、調整の幅も広いため、せん妄ハイリスク患者に有用ですが、重度肝機能障害に禁忌です。

オレキシン受容体拮抗薬
デエビゴ®

概要
＊就寝前に 5〜10 mg を内服（高齢者の上限設定はなし）
＊フルコナゾール、エリスロマイシン、ベラパミル、イトラコナゾール、クラリスロマイシン等の併用時は 2.5 mg（CYP3A）

メリット
＊依存性や筋弛緩作用などの副作用が少ない
＊認知機能低下のリスクが少ない
＊入眠作用が速く、持ち越しが少ない
＊頓服で使用可能
＊用量幅が広い
＊簡易懸濁が可能
＊一包化が可能

デメリット
＊悪夢の可能性
＊ベンゾジアゼピン受容体作動薬より睡眠効果が弱く、切り替えに注意が必要
＊重度肝機能障害に禁忌

好適症例　ベルソムラ®との差別化がポイント
①高齢者・せん妄ハイリスク患者
　☞認知機能低下や転倒が避けられるため
②入眠困難・中途覚醒の患者
　☞入眠作用が速く、効果が持続するため
③薬の管理が難しい患者
　☞一包化が可能なため

　レンボレキサント（デエビゴ®）はスボレキサント（ベルソムラ®）と同じく
オレキシン受容体拮抗薬であり、認知機能低下のリスクが少ないと考えられま
す。

　また筋弛緩作用も少ないことから、認知機能低下や転倒を避けたい高齢者に
有用といえます。なお、高齢者の上限設定はありません。

　スボレキサントとの差別化として、オレキシン受容体への結合や解離が速や
かであることから入眠作用が速く、持ち越しを避けられる可能性があります。さ
らには頓服としても効果を発揮できると考えられるため、入院患者さんに有用
です。

　また、用量としては 2.5 mg、5 mg、7.5 mg、10 mg と 4 段階あり調整の幅が
広いため、単剤で用量設定がしやすいことや、一包化や簡易懸濁が可能なことな
ども、入院患者さんへの使用に大きなメリットです。

　スボレキサントとの違いとして、併用禁忌薬がないことが挙げられます。ただ
し、イトラコナゾール（イトリゾール®）やクラリスロマイシン（クラリス®）、
ベラパミル（ワソラン®）などとの併用では 2.5 mg に設定する必要があります。
また高度肝機能障害には禁忌となっているので、注意しておきましょう。

Message

スボレキサントは認知機能の低下や筋弛緩作用が少ないことから、せん妄ハイリスク患者に有用ですが、併用禁忌薬が複数あるため注意が必要です。

オレキシン受容体拮抗薬
ベルソムラ®

概要
* 就寝前に 15〜20 mg を内服（高齢者では 15 mg が上限）
* ジルチアゼパム、ベラパミル、フルコナゾール等の併用時は 10 mg に
(CYP3A)

メリット
* 依存性や筋弛緩作用などの副作用が少ない
* 認知機能低下のリスクが少ない（RCT でせん妄予防効果＋）
* 頓服で使用可能

デメリット
* 効果の持続時間は比較的長いが、逆に過眠に注意が必要
* 悪夢の可能性
* ベンゾジアゼピン受容体作動薬より睡眠効果が弱く、切り替えに注意が必要
* 簡易懸濁は不可
* 一包化は不可
* イトラコナゾール、クラリスロマイシン等と併用禁忌

好適症例　デエビゴ®との差別化がポイント
①高齢者・せん妄ハイリスク患者
　☞認知機能低下や転倒が避けられるため
②中途・早朝覚醒の患者
　☞効果の持続時間が比較的長いため

　オレキシン受容体拮抗薬のスボレキサント（ベルソムラ®）は、プラセボを対照とした無作為化比較試験にてせん妄の予防効果が報告されており、認知機能低下のリスクが少ないと考えられます。したがって、せん妄ハイリスクの患者さんに有用です。

　また筋弛緩作用も少ないことから、転倒しやすい高齢者に有用といえますが、高齢者への上限は 15 mg となっていることに留意して下さい。

　患者さんによっては、内服した翌日に過眠を認めることもありますが、裏を返せば睡眠効果の持続が期待できるため、中途覚醒や早朝覚醒のケースに有用です。

　ただし、入院患者さんで比較的よく用いられているイトラコナゾール（イトリゾール®）やクラリスロマイシン（クラリス®）などとの併用が禁忌であることに注意が必要です。

　また、簡易懸濁や一包化が不可であるため、入院患者さんに使用する際には注意が必要です。

Message

> せん妄ハイリスク患者に対する不穏時指示では、糖尿病がな
> ければ、鎮静効果の強いクエチアピンを第1選択薬として用
> いましょう。

岡山大学病院
精神科リエゾンチーム推奨指示

不眠時

トラゾドン25mg
30分あけて計3回までOK

> 25～150mg/日
> 適度な鎮静効果があり、
> 翌朝への持ち越しも少ない

不穏時

［糖尿病なし］
クエチアピン25mg
30分あけて計3回までOK
※糖尿病には禁忌のため、投与前に必ず確認が必要

> 25～150mg/日
> 強力な鎮静効果があり、
> 翌朝への持ち越しも少ない

［糖尿病あり］
リスパダール液0.5mL
30分あけて計3回までOK

> 0.5～3mg/日
> 幻覚妄想効果は強いが、
> 鎮静効果はやや弱い
> 腎機能が悪い場合、
> 効果が蔓延することがある

内服不可時

セレネース1/4A＋生食20cc iv
30分あけて計3回までOK

> 1/4～3A/日
> 幻覚妄想効果は強いが、
> 鎮静効果はやや弱い
> パーキンソニズムに注意

※パーキンソン病、レビー小体型認知症、重症心不全には禁忌
のため、投与前に必ず確認が必要

　せん妄ハイリスクと考えられる場合、せん妄の発症を予防するために「不眠時指示」が必要です。それとともに、せん妄発症時の重症化を予防する目的で「不穏時指示」を出すようにしましょう。

　「不穏時指示」として、トラゾドンやレンボレキサントでは鎮静効果がやや弱いと考えられます。そこで、多くの臨床現場では精神病薬のリスペリドン（リスパダール®）やクエチアピン（セロクエル®）がよく用いられます。本書では、クエチアピンを強くオススメします。

　リスペリドンとクエチアピンの違いについて説明します。リスペリドンは強い幻覚・妄想効果を持つものの、鎮静効果はやや弱い薬です。それに対して、クエチアピンは幻覚・妄想効果は弱いのですが、鎮静効果が極めて強いという特徴があります。

　そのため興奮が顕著なせん妄に対しては、強力な鎮静効果を有するクエチアピンが第1選択薬と考えられます。

　クエチアピンは半減期が短く、翌朝への持ち越しが少ない薬です。また、抗精神病薬の一般的な副作用であるパーキンソニズムが極めて少なく、安全性の高い薬でもあります。岡山大学病院では、1日量として150 mg程度まで増量することがあります。

　ただし、注意すべきは糖尿病患者への投与が禁忌という点です。そこで興奮が強いせん妄に対する薬剤選択のフローチャートとしては、まずは糖尿病の既往について確認し、糖尿病がなければクエチアピン、あればリスペリドンという順番で選択するのがよいでしょう。

　リスペリドンは液剤に大きなメリットがあります。リスペリドン内用液は口腔内でもその一部が吸収され、効果発現が速やかなため頓服として有用です。当院では、1日量として3 mg程度まで増量することがあります。

　ただしリスペリドンの活性代謝産物は腎排泄のため、当院では透析中の患者さんにはペロスピロン（ルーラン®）を用いています。ペロスピロンは鎮静効果はやや弱いものの、翌朝への持ち越しが少なく、抗精神病薬の中でも副作用が少ない薬剤です。当院では、1日量として28 mg程度まで増量することがあります。

Message

不眠時・不穏時指示として、周術期や嚥下が困難な場合、あるいは興奮が強く内服薬の投与が難しいケースなどを想定し、注射薬の指示も出しておきましょう。

岡山大学病院
精神科リエゾンチーム推奨指示

不眠時

　トラゾドン25mg
　　30分あけて計3回までOK

> 25～150mg/日
> 適度な鎮静効果があり、
> 翌朝への持ち越しも少ない

不穏時

［糖尿病なし］
　クエチアピン25mg
　　30分あけて計3回までOK
※糖尿病には禁忌のため、投与前に必ず確認が必要

> 25～150mg/日
> 強力な鎮静効果があり、
> 翌朝への持ち越しも少ない

［糖尿病あり］
　リスパダール液0.5mL
　　30分あけて計3回までOK

> 0.5～3mg/日
> 幻覚妄想効果は強いが、
> 鎮静効果はやや弱い
> 腎機能が悪い場合、
> 効果が蔓延することがある

内服不可時

　セレネース1/4A＋生食20cc iv
　　30分あけて計3回までOK

> 1/4～3A/日
> 幻覚妄想効果は強いが、
> 鎮静効果はやや弱い
> パーキンソニズムに注意

※パーキンソン病、レビー小体型認知症、重症心不全には禁忌
　のため、投与前に必ず確認が必要

解 説

　周術期や嚥下困難、イレウス発症などで薬の内服ができない場合、あるいは興奮が強くて拒薬がみられる場合など、あらかじめ内服不可時を想定し、注射薬の指示を出しておく必要があります。

　注射薬は内服薬に比べて選択肢が少なく、ハロペリドール（セレネース®）を用いることがほとんどです。

　ハロペリドールは、静脈注射と筋肉注射の2通りの投与方法があります。中でも、静脈注射のほうがパーキンソニズムなどの副作用は少ないとされています。

　内服不可時の指示は、「今まさに興奮が強い」状態のときによく使われます。したがって即効性、つまりできるだけ速く効果が出るような投与方法が求められます。にもかかわらず、内服不可時として、ハロペリドールを30分や1時間かけて点滴する指示を見かけることがあります。この指示だと、興奮が強い場合は点滴中にラインを抜去されかねません。したがってハロペリドールは点滴ではなく、ワンショットで注入する指示を出すのが実践的です。

　岡山大学病院における推奨指示では、年齢や身体的重症度に関わらず全ての患者さんに適用することを考慮し、初回のハロペリドールの投与量を1/4Aと少なめに設定しています。

　なおハロペリドールは、①パーキンソン病、②レビー小体型認知症、③重症心不全に禁忌となっているため、指示を出す前に既往歴について確認する必要があります。特に最近は非がん疾患の緩和ケアが注目されており、末期心不全のせん妄マネジメントを行う機会も増えてきました。ハロペリドールが禁忌の場合、当院ではアセナピン（シクレスト®）舌下錠を使うこともありますが、詳細は成書に譲ります。

Message

看護師は不眠時指示の使い方を看護師間で統一しておき、患者からの訴えがなくてもせん妄ハイリスクの場合は積極的に頓服薬を投与するようにしましょう。

看護師によって
不眠時頓服を使う判断基準はバラバラ

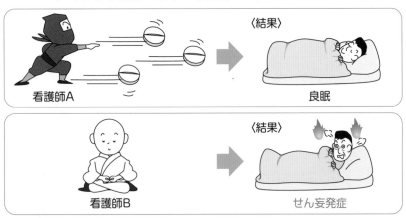

◆不眠時指示の使い方
　①患者が「眠れなくて困っています！」「お薬ありませんか？」と訴えるとき
　②患者は何も訴えないが、訪室時に他覚的に眠れていないとき

　せっかく不眠時・不穏時指示が出されていても、せん妄ハイリスクの患者さんの不眠に対して、適切に頓服薬が使われていないことがあります。特に不眠時指示については、看護師さんによって「使う」「使わない」の判断基準がバラバラです。

　例えば、看護師さんが夜22時に訪室したところ、肺炎で入院したばかりの高齢の患者さんがまだ眠っていなかったとします。看護師Aさんの場合、不眠時の頓服薬を上限の3回まで積極的に使います。それに対して、看護師Bさんは患者さんからの訴えがないため、そのまま様子を見てしまうのです。

　結果はどうなるでしょうか？頓服薬をしっかり使った場合は、朝まで眠れる可能性が高くなります。それに対して何も使わずに様子を見ると、夜中に落ち着かなくなって部屋から出て行こうとするなど、せん妄を発症してしまうかもしれません。そうなってから慌てて頓服薬を使っても、まさに"焼け石に水"といえるでしょう。

　そこで「不眠時指示」の使い方を、あらかじめ看護師間で確認・統一しておくことが大切です。

　不眠時指示の使い方ですが、左図の①の場合は、おそらく全ての看護師さんが頓服薬を使うでしょう。ただし②の場合は、看護師さんによって判断が分かれます。

　30歳の若い患者さんなら、②の場合でも、頓服薬は不要かもしれません。ただし、せん妄ハイリスクの患者さんの場合では事情が大きく異なります。すでに述べたように、せん妄ハイリスクの患者さんの不眠を放置するということは、たくさん並べられた薪の上に油が撒かれた状態のままになるので、ライターが近づけば一気に火がついてしまうのです。

　せん妄ハイリスクの患者さんでは、不眠がせん妄の初期症状として現れ、夜中に近づくにつれて辻褄の合わない言動やライン抜去などがみられることもあります。ぜひ積極的に頓服薬を使うことを心がけ、もし使われていない場合は医師や薬剤師さんが看護師さんにアドバイスを行うようにしましょう。

Message

不眠時・不穏時指示の頓服薬の使い方について、具体例を挙げてみます。Case 1〜4 で、頓服薬をどのように使えばよいか、それぞれ考えてみて下さい。

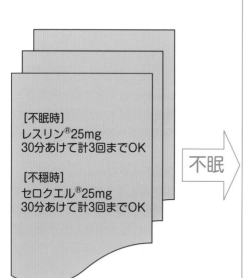

［不眠時］
レスリン®25mg
30分あけて計3回までOK

［不穏時］
セロクエル®25mg
30分あけて計3回までOK

不眠

Case 1
不眠時指示を2回使用し、ようやく眠れていた

Case 2
不眠時指示を3回使用したが、全然眠れていなかった

Case 3
薬の希望はなかったので、不眠時指示は使わずに様子を見たが、やはり眠れていなかった

Case 4
薬の希望はあったが、0時を過ぎていたので頓服は使わずにいたら、不穏になった

解 説

　せん妄ハイリスク患者に出された「不眠時・不穏時指示」ですが、実際に頓服薬をどのように使えばよいかについて、もう少し具体的に考えてみましょう。

　例えば 75 歳の男性が肺炎で入院となり、入院時にせん妄ハイリスクと評価され、左図のような指示が出されたとします。入院当日の夜、夜勤の看護師さんが訪室すると、患者さんから特に訴えはないものの、なかなか眠れないようでした。

　1 つめは、「不眠時指示を 2 回使用し、ようやく眠れた」というケースです。この場合、看護師さんが医師に状況を報告し、医師は「不眠時の頓服薬を使って眠れたので、定時薬を入れたほうがよさそうだ」「トラゾドン（レスリン®/デジレル®）を合計 50 mg 使って眠れたのであれば、定時薬はトラゾドン 50 mg にしよう」という判断ができます。医師と看護師の、見事な連係プレーですね！

　2 つめは、「不眠時指示を 3 回使用したが、全然眠れていなかった」というケースです。この場合は、トラゾドンを 75 mg まで使っても全く効果がなかったということですので、不眠時薬のトラゾドンは中止して、例えばクエチアピン（セロクエル®）に変更するなど薬剤調整を行います。定時薬も開始したほうがよさそうですね。

　3 つめは、「眠れていなかったが、患者さんから薬の希望はなかったので、不眠時指示は使わずに様子を見た。結果的に眠れてはいなかった」というケースです。結局、何も使われなかったので、トラゾドンが効くのか、効くとすれば何 mg くらい必要なのかが、全く分かりません。また、せん妄にならずにすんでよかったくらいです。医師は「今夜こそ、積極的に薬を使って下さい」というしかありません。せん妄ハイリスクの患者さんでは、不眠時指示をしっかり使うようにしましょう。

　4 つめは、「患者さんから薬の希望はあったが、0 時を過ぎていたので頓服を使わずにいたら、不穏になって困った」というケースです。頓服薬は何時までに使うのがよいかについては、明確なエビデンスはありません。ただし、あくまでも私見ですが、0 時を過ぎると薬が使えないとすると、やはり現場は困ります。そこで、睡眠の確保や不穏の改善を目的とする場合、時間に関係なく薬を使うのも 1 つの方法です。もし、翌日に眠気が強く残った場合、ただちに薬剤指示を見直せばよいのです。例として、その日の定時薬は中止（スキップ）し、頓服指示のみで経過を見るのもよいでしょう。また、「0 時まで → クエチアピン 25 mg 30 分あけて計 3 回まで OK、0 時以降 → クエチアピン 12.5 mg 30 分あけて計 3 回まで OK」のように、時間帯ごとに用量を分けておくのも一案です。

Message

・・・・・・・・・・・・・・・・・・・・・・・・・・・・・・・・・・・

不眠時指示の薬を使った場合、翌日に必ず指示の見直しをするだけではなく、せん妄指示の可能性を考えて、注意障害の有無について評価するようにしましょう。

不眠を認めた場合
せん妄の有無を評価する

注意障害の有無を
確認しよう！

身体がしんどいとぼんやりすることが多いので、
皆さんに聞いているのですが、
よろしいですか？

100から7を
順番に5回引いてもらえますか？

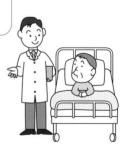

解説

　不眠時指示を使った場合、すでに述べたように、その使用状況に応じて薬剤指示の見直しを行います。また、場合によっては定時薬を開始することになります。

　ただし、それだけでは不十分です。実は単なる不眠ではなく、せん妄の可能性があります。つまり、不眠は実はせん妄の初期症状あるいは部分症状で、放置してしまうとやがて強いせん妄を認めるかもしれないのです。

　そこで、せん妄ハイリスクの患者さんに不眠を認めた場合には、せん妄の可能性について必ず評価するようにしましょう。

　せん妄を疑った場合、「今日が何月何日か、分かりますか？」などと、見当識を確認することが多いかもしれません。ただし見当識障害はせん妄患者さんの約75％に見られる症状で、逆にいえば、せん妄患者さんの4人に1人は見当識が保たれています。

　ほぼ全てのせん妄の患者さんに見られるのは、「注意障害」です。そこで「100から7を、順番に5回引いてみて下さい」と尋ねてみましょう。

　せん妄の患者さんはぼんやりしているため、「何を引くのでしたっけ？」などと聞いてくることがあります。その際「7ですよ」と教えたくなりますが、「それも思い出しながら計算をして下さい」と返して下さい。前の答えが何だったか、何を引くのだったか、それら複数のことを頭に浮かべながら計算ができるかどうかが、注意力の評価に必要です。

　ただし、いきなり「100から7を…」と尋ねると、患者さんによっては「自分はぼけてない！」などと怒ったり、自尊心が傷つけられたと感じたりすることがあります。そこで、以下のような前置きを入れるようにしましょう。

　「身体がしんどいと頭がぼんやりして、日にちや場所が分からなくなったりするので、皆さんにいくつかお尋ねしているのですが、よろしいですか？」

　つまり、身体疾患の治療中はぼんやりする人が多いことを説明し、全ての人に対して尋ねている質問であること（「この人、おかしくなったのでは？」と思って個人的に尋ねているわけではない）をあらかじめ伝えておくのがよいでしょう。「尋ねにくい質問は一般化！」と覚えておいて下さい。

Message

患者さんが眠りやすくなるよう、「睡眠覚醒リズム」「見当識」「不安軽減」「刺激軽減」の4つをキーワードにして、適切な環境調整を行いましょう。

STEP 2 せん妄予防を視野に入れた不眠対策

① 不眠時・不穏時指示	指示/伝達 医師：作成・見直し ⇄ 看護師：投与・評価 報告/確認
② 環境調整	キーワード 睡眠覚醒リズム/見当識/不安軽減 刺激軽減
③ 内服中のベンゾジアゼピン受容体作動薬の減量・中止	5項目 ①薬剤名　②内服量 ③内服期間　④内服頻度 ⑤処方診療科

JCOPY 498-22934

外来患者が不眠を訴えた場合、適切な睡眠衛生指導が重要であることはすでに述べた通りです。ただし、入院患者では事情がやや異なります。

例えば、睡眠衛生指導では「眠くなってから布団に入る」ことが重要とされています。ただし、入院患者は1日のほとんどをベッド上で過ごしています。これでは、「睡眠効率」（＝実質的な睡眠時間÷横になっている時間）は下がる一方ですが、身体がしんどかったり、点滴していたりする場合ではどうにもしかたがありません。

また「就寝時間にこだわらない」といわれても、病院の消灯時間は決められています。患者さん自身のふだんの生活リズムは完全に無視され、否応なしに病院のルールにあわせないといけないのです。

そこで入院患者さんについては、睡眠衛生指導の中でも「起床時に日光があたるようにする」など、適切な環境調整を行うことがポイントです。個室の場合はベッドを窓際に寄せ、また大部屋ではなるべく窓に近いベッドで療養できるようにしましょう。

そして睡眠覚醒リズムを整えるため、昼夜のメリハリをつけるように心がけましょう。日中はカーテンやブラインドを開けて日光を採り入れるようにしますが、夜は暗くしすぎると逆に混乱が強くなるだけでなく転倒・転落のリスクが上がるため、薄明りが推奨されています。

その他、例えば患者さんの目に入る場所に時計やカレンダーを設置し、見当識が保てるように工夫します。また慣れ親しんだ写真を飾って不安をやわらげたり、モニター音をカットしたりするなど、刺激の軽減に努めましょう。

これらの環境調整によって良好な睡眠が得られる可能性があるため、入院患者さんにおいても、決して「非薬物療法」を軽視しないようにして下さい。

対策

Message

「適切な環境調整を行うには、患者さんのふだんの生活や趣味などをよく知っているご家族の協力が必要！」と心得ておき、ご家族と一緒にせん妄予防に取り組みましょう。

不眠・せん妄を予防するための
適切な環境調整

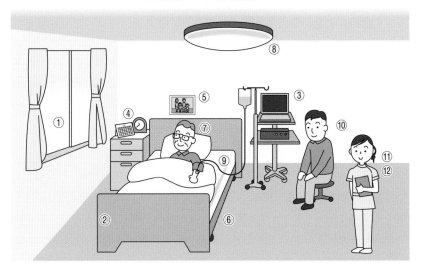

　入院すると痛みや点滴など不快なことが増え、さらにはふだんと違う環境で
よく分からない検査や治療が行われるなど、非日常の連続となります。そこで、
患者さんの不安を軽減し、適切な環境調整を行うためには、不快を快に、非日常
を日常に、いかに近づけることができるかがポイントです。

　そのためには、患者さんがふだんどのような生活をしているか、何が好きなの
か、何を大切にしているのかなどをよく知っているご家族の協力は必須と考え
られます。特に入院時はご家族が同席していることが多いため、この機を逃さず
いろいろ尋ね、必要そうなもの（写真や補聴器、日用品など）を持ってきてもら
うようにお願いしましょう。

　不眠やせん妄を予防するための適切な環境調整について、左図にまとめてみ
ました。知識として確認するだけでなく、ご家族へ適切な環境調整について説明
する際などにも使うようにして下さい。

①日中はカーテンを開け、部屋を明るくする（睡眠覚醒リズム）

②ベッドを窓際にして、日光があたりやすくする（睡眠覚醒リズム）

③モニター音などの騒音をカットする（刺激軽減）

④カレンダーや時計を置く（見当識）

⑤家族の写真を置く（不安軽減）

⑥周囲の危険物を除去する（安全対策）

⑦眼鏡・補聴器など、使い慣れた日用品を準備する（不安軽減）

⑧夜間の照明は薄暗くする（睡眠覚醒リズム）

⑨ラインやドレーン類を整理する（刺激軽減）

⑩家族の面会や付添をお願いする（不安軽減）＊ただし、無理のない範囲で

⑪医療者による昼間の声掛けや、リハビリテーションを積極的に行う（見当識、
　　睡眠覚醒リズム）

⑫担当看護師を固定する（不安軽減）

2章　入院編―せん妄予防を視野に入れた不眠対策―

対策

Message

内服中のベンゾジアゼピン受容体作動薬もせん妄の直接因子となりますが、急な減量・中止は不眠の再燃や離脱症状をきたす可能性があるため、慎重に判断する必要があります。

STEP 2 せん妄予防を視野に入れた不眠対策

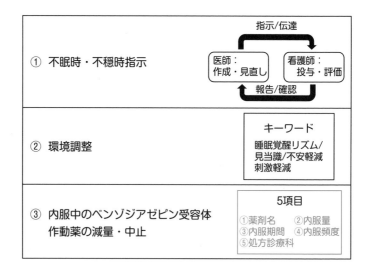

JCOPY 498-22934

多くのせん妄ハイリスク薬の中でも、ベンゾジアゼピン受容体作動薬を内服している患者さんはかなりの数にのぼります。

新しく加わったわけではない、すでに内服中のベンゾジアゼピン受容体作動薬でも、せん妄の直接因子になることがあります。これについては「自宅で飲んでいるときにはせん妄になっていないのに、なぜ入院した途端、せん妄の直接因子になるのか？」という疑問をお持ちの方もいるでしょう。

繰り返し述べたように、せん妄は「足し算」で起こります。せん妄ハイリスク薬を飲んでいればいるほど、足し算されることによってせん妄の発症閾値を超えやすくなるのです。また肝機能障害や腎機能障害、さらには他の薬との相互作用などによって、入院治療中はベンゾジアゼピン受容体作動薬の血中濃度が上がる可能性もあります。

そのため、持参薬やお薬手帳などで内服薬を確認する際、ベンゾジアゼピン受容体作動薬があれば、その減量・中止を検討することが推奨されます。つまり、すでに説明したように、「リスクの引き算」を行いましょう。

ただし、これまで慣れ親しんできたベンゾジアゼピン受容体作動薬の減量・中止に抵抗感を持つ患者さんは多く、減量・中止は決して一筋縄ではいきません。また、単に減量・中止しただけでは不眠をきたす可能性があるため、何らかの薬を新たに処方する必要があります。ただし、その薬で十分眠れるとは限らず、さらには効果がなくて眠れなくなると、今度は不眠というせん妄の促進因子をつくりだしてしまうことになるのです。

さらに、長期間にわたって内服しているベンゾジアゼピン受容体作動薬の場合、急な減量・中止で種々の離脱症状（振戦、頻脈、嘔気、不眠、せん妄など）をきたす可能性もあります。

そこで内服中のベンゾジアゼピン受容体作動薬の減量・中止が可能かどうかを判断するために、さしあたり①薬剤名、②内服量、③内服期間、④内服頻度、⑤処方診療科の5つについて、必ず確認をするようにしましょう。

Message

内服中のベンゾジアゼピン受容体作動薬の①薬剤名、②内服量、③内服期間、④内服頻度、⑤処方診療科を確認し、減量・中止が可能かどうかについて検討しましょう。

内服中の
ベンゾジアゼピン受容体作動薬

確認項目	減量・中止のしやすさ（右がしやすい）
①薬剤名	半減期の短い薬＜半減期の長い薬
②内服量	多量＜少量
③内服期間	長期間＜短期間（半年以下）
④内服頻度	定期内服＜頓服内服
⑤処方診療科	精神科医＜非精神科医

5点について確認する！

JCOPY 498-22934

すでにベンゾジアゼピン受容体作動薬を内服中であれば、せん妄のリスクを考慮するとできるだけ減量・中止が望ましいところですが、それが可能かどうかを判断する際に必要な情報が、この①〜⑤になります。

まずベンゾジアゼピン受容体作動薬の薬剤名を確認し、半減期がどの程度の薬かについて把握します。例えばトリアゾラム（ハルシオン®）やブロチゾラム（レンドルミン®）、エチゾラム（デパス®）などの半減期が短い薬は、半減期の長い薬に比べて依存が形成されやすいため、急な中止で離脱症状をきたす可能性があります。そのため、もし複数のベンゾジアゼピン受容体作動薬を内服している場合は、長時間作用型の薬のほうが減らしやすいと考えられます。

次に、内服量については、多いほど減量・中止が難しくなります。

また、内服期間については、長くなるほど依存が形成されやすいため、減量・中止は困難となります。ちなみに岡山大学病院では、「6カ月以上内服しているかどうか」を内服継続か否かの判断基準としており、これについては次で詳しく述べます。

ただし、たとえ6カ月以上内服していても内服頻度としてはときどき飲んでいる程度で、定期的に内服していない場合は、ただちに他剤に変更するのがよいでしょう。

最後に、そのベンゾジアゼピン受容体作動薬を処方しているのが精神科医や心療内科医の場合、背景に何らかの精神疾患（うつ病や不安障害など）が存在している可能性があります。その場合、減量・中止によって精神症状が再燃するかもしれないため、内服継続としておくのが無難と考えられます。

以上の確認は、薬剤師さんが行うか、もしそれが難しい場合は医師と看護師さんで協力しながらすすめるのがよいでしょう。そして、多剤または大量のベンゾジアゼピン受容体作動薬を内服している場合、院内に精神科医や心療内科医がいれば、積極的に相談しましょう。

Message

内服中のベンゾジアゼピン受容体作動薬について、内服期間が6カ月以内であれば依存形成の可能性が低いため、他の薬への変更を検討しましょう。

フローチャート
内服中のベンゾジアゼピン受容体作動薬

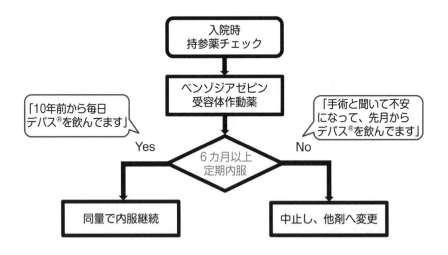

解 説

すでに述べたように、数あるせん妄ハイリスク薬の中で最も多くの患者さんが内服している薬の１つがベンゾジアゼピン受容体作動薬です。そこで、このベンゾジアゼピン受容体作動薬をどのように取り扱うかについて、病院や病棟単位である程度決めておくのがよいと考えられます。

岡山大学病院では、すでに述べた５点（①薬剤名、②内服量、③内服期間、④内服頻度、⑤処方診療科）について確認していますが、精神科医や心療内科医以外から処方されているベンゾジアゼピン受容体作動薬については、特に③と④の情報を重視しています。

ベンゾジアゼピン受容体作動薬については、内服期間が６カ月〜１年以上になると、約80％の患者で離脱症状が出現するという研究報告があります（Rickels K. 1999）。

そこで岡山大学病院では、「６カ月以上、定期内服しているかどうか」を内服継続か否かの判断基準としています。

例えば「10年前から毎日エチゾラム（デパス®）を飲んでいます」という患者さんでは、間違いなく依存が形成されています。したがって、急な中止で離脱症状が出現する可能性が高いため、せん妄ハイリスク薬ではありますが、そのまま内服を続けてもらいます。

ただし、「先生に手術が必要といわれてから不安であまり眠れないので、先月からときどきデパスを飲んでいます」という場合は、依存はまだ形成されていないと考えられます。したがって、例えばトラゾドン（レスリン®/デジレル®）やレンボレキサント（デエビゴ®）などへ積極的に変更します。ただし、代替薬としてのトラゾドンやレンボレキサントは、ベンゾジアゼピン受容体作動薬に比べると睡眠効果が弱いため、少ない用量では効果が出ない可能性があります。そこで、比較的多めの用量を代替薬にするとともに、頓服薬も準備しておき、積極的に使うようにしましょう。

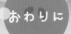

入院後に開始した不眠症治療薬
漫然と出し続けない！

Message

入院後に不眠を認めてから内服を開始した薬については、退院後は原則として中止すべきであるため、漫然と処方を続けないように十分注意しましょう。

不眠症治療薬の出口戦略

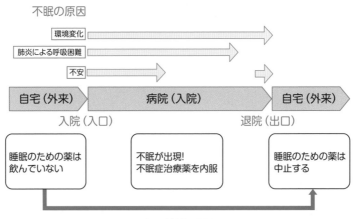

解 説

　入院すると、自宅とは大きく環境が変わり、生活習慣もふだんとはかけ離れたものになります。その上、痛みや呼吸困難、倦怠感などの身体症状や、不安や孤立感などの心理的要因が重なり、ほとんどの患者さんが不眠をきたすといっても決して過言ではありません。

　したがって、もともと自宅では薬を飲まずに眠れていたにも関わらず、入院してから睡眠のための薬を飲み始めるケースはよくあります。治療によってやがて身体症状は改善しますが、入院している以上、環境や生活習慣の変化は続きますので、入院中は薬の継続内服はやむを得ないかもしれません。ただし、退院すると環境や生活習慣はもとに戻るため薬をやめることが可能であり、原則として中止すべきと考えられます。

　患者さんによっては、入院したときの「検査結果や治療経過に対する不安」などはおさまっていても、退院前になると「自宅でも薬なしで眠れるだろうか」という新たな不安が出てくることがあります。そのような際には、次のように説明するのがよいでしょう。

　「入院中は、環境が変わったり、身体がしんどかったりして眠れなかったと思うのですが、今回身体がよくなっての退院ですし、慣れた家での生活に戻るわけですから、皆さんそうなのですが、薬がなくても眠れるようになりますよ。家だと昼間にやることも増えて、適度な疲れで眠りやすくなりますし、いつまでも薬に頼らないほうがよいと思います」

　なお著者自身は、退院時に患者さんの安心のために数回分の頓服薬を処方しておくこともあります。そして「退院した直後は不安もあると思いますので、念のため、薬は数回分出しておきます。ただ毎日飲むのではなく、ご自分で調整して下さい」とお伝えしています。

　入院患者さんを担当する医師は、「退院時には不要な薬をできるだけ中止する！」「自分がベンゾジアゼピン受容体作動薬の処方開始医にならない！」という強い心構えが必要です。病院が決してベンゾジアゼピン受容体作動薬依存者の製造工場とならないよう、退院という「出口」の際には十分注意しましょう。

番外編
―睡眠薬のポリファーマシー対策―

「ポリファーマシー」とは

ポリファーマシー（polypharmacy）

- Poly（多数）＋Pharmacy（薬）
- 「同時に多数の薬剤を使用している状態」 ☞ここで問われているのは「量」
- 「不必要・不適切な薬剤の使用」を含む ☞ここで問われているのは「質」

＊高齢者は複数の診療科を受診しており、特にポリファーマシーになりやすい
＊中でもベンゾジアゼピン受容体作動薬におけるポリファーマシー対策が重要
（PMDA 勧告/診療報酬改定における減算措置）

JCOPY 498-22934

　ポリファーマシーとは、分かりやすく表現すれば「多剤処方」のことです。ただし、それだけではなく「不必要・不適切な薬剤の使用を含む」概念であることがポイントで、有害事象の増加や処方カスケードなどにつながる可能性があり、「積極的な対策が必要！」という強いメッセージが込められているのです。

　中でも高齢者は慢性疾患に罹患していることが多く、複数の医療機関や診療科を受診しているため、ポリファーマシーになりやすいことが知られています。特にベンゾジアゼピン受容体作動薬の多剤併用は、近年大きな社会問題となっているのです。

　これまでベンゾジアゼピン受容体作動薬は、不眠症治療薬の一番手を担ってきました。ただし、添付文書に記載された用量内でも依存となることがあり（「常用量依存」）、長期間内服することによって効果がだんだん薄れてくるため、結果的に多剤併用となってしまうのです。

　ベンゾジアゼピン受容体作動薬が多剤処方となっても、患者さんはすぐには困りません。特に、高齢者では他にも高血圧や糖尿病の薬などをたくさん飲んでいるため、「薬が多いのはしかたない」とあきらめていることもあります。したがって、医師はこれまでベンゾジアゼピン受容体作動薬のポリファーマシー対策について、あまり熱心に取り組んできませんでした。しかしながら、すでに述べたように、ベンゾジアゼピン受容体作動薬の長期・多量内服による様々な副作用が問題になっています。

　このような流れを受け、2017 年に PMDA から、ベンゾジアゼピン受容体作動薬の使用に関して、①漫然とした継続投与における長期使用を避けること、②用量を遵守し、類似薬の重複がないことを確認すること、③投与中止時は漸減、隔日投与等にて慎重に減薬・中止を行うこと、の 3 点について注意喚起がありました。さらに近年の診療報酬改定にて、睡眠薬および抗不安薬の多剤処方や長期処方に関する減算措置が規定されています。

　これからの時代、医師がベンゾジアゼピン受容体作動薬におけるポリファーマシー対策に積極的に取り組むことが極めて重要です。

ベンゾジアゼピン受容体作動薬におけるポリファーマシー対策の「入口」改革として、まずはベンゾジアゼピン受容体作動薬を不眠症治療薬の第1選択薬としないことが大切で、もし処方する場合は明確な根拠やブレない覚悟が必要です。

ベンゾジアゼンピン受容体作動薬
ポリファーマシーを避けるために

---

1 「入口」改革
☞不眠症に対して、BZ 受容体作動薬を第1選択薬にしない
＜もし BZ 受容体作動薬を処方する場合＞
☞BZ 受容体作動薬を処方したことに対する明確な根拠を持つ
☞「入口」の段階で、「出口」について患者と共有しておく
☞「絶対に長期投与をしない！」という、ブレない覚悟を持つ

---

2 「出口」戦略
☞適切な減量・中止時期について知っておく
☞適切な減量・中止方法について知っておく
☞入院中は薬剤を見直すチャンスと考える
　（全ての薬剤がチェックできる/まとまった時間がとれる/
　毎日モニタリングできる/精神科医や薬剤師と相談できる）

JCOPY 498-22934

解 説

　ベンゾジアゼピン受容体作動薬におけるポリファーマシー対策として、「入口」改革と「出口」戦略の 2 つが挙げられます。

　まず、「入口」改革について解説します。

　これからの時代、不眠症に対する治療薬として、ベンゾジアゼピン受容体作動薬を第 1 選択薬にしないことが重要です。「患者さんが長く飲み続けているベンゾジアゼピン受容体作動薬について、自分がその最初の処方医にならない！」ことを肝に銘じておきましょう。

　もしベンゾジアゼピン受容体作動薬を処方する場合、単に「使い慣れているから何となく」という漠然とした理由ではなく、これからの時代はその明確な根拠が求められるといえるでしょう。例えば不眠に加えて不安や焦燥が強いようなケースでは、その悪循環を絶つ目的で一時的にベンゾジアゼピン受容体作動薬を使うことは許容されると考えられます。仮に、他の医師から「なぜこの患者にベンゾジアゼピン受容体作動薬を処方したのか？」と聞かれたら、その理由が自信を持って説明できるでしょうか？ベンゾジアゼピン受容体作動薬を処方する前には、必ず自問自答するようにしましょう。

　また、「入口」の段階で「出口」までの道筋をきちんと示しておくことも大きなポイントです。例えばベンゾジアゼピン受容体作動薬の長期内服におけるデメリットや減量・中止方法、そして薬の継続が必要かどうかを定期的に判断していくことなどについて、あらかじめ患者さんに説明しておくことが大切です。

　そして、これも重要な点ですが、ベンゾジアゼピン受容体作動薬を処方する場合は、初回処方時に「絶対に長期処方をしない！」と強く胸に刻んでおくことです。「長期処方に気をつけよう」などと漠然と思っているだけでは、後になって患者さんから「睡眠薬は当分続けたい」といわれたとき、結局は根負けして処方を継続してしまいかねません。長期内服のデメリットを知っているからこそ、結論を先延ばしすることなく、今一度"ブレない覚悟"を持ち続けましょう。

ベンゾジアゼピン受容体作動薬におけるポリファーマシー対策の「出口」戦略では、適切な減量・中止の時期や方法について知っておくとともに、「入院中は薬剤を見直す大きなチャンス」ととらえて、十分作戦を練ることが大切です。

ベンゾジアゼピン受容体作動薬

ポリファーマシーを避けるために

1「入口」改革
☞不眠症に対して、BZ 受容体作動薬を第 1 選択薬にしない
＜もし BZ 受容体作動薬を処方する場合＞
☞BZ 受容体作動薬を処方したことに対する明確な根拠を持つ
☞「入口」の段階で、「出口」について患者と共有しておく
☞「絶対に長期投与をしない！」という、ブレない覚悟を持つ

2「出口」戦略
☞適切な減量・中止時期について知っておく
☞適切な減量・中止方法について知っておく
☞入院中は薬剤を見直すチャンスと考える
　（全ての薬剤がチェックできる/まとまった時間がとれる/
　　毎日モニタリングできる/精神科医や薬剤師と相談できる）

JCOPY 498-22934

解 説

次にベンゾジアゼピン受容体作動薬におけるポリファーマシー対策として、「出口」戦略について解説します。

まず、やみくもに減量・中止を行うのではなく、適切な時期について知っておく必要があります。具体的には、不眠の原因が除去されているか、あるいは不眠に対する不安・恐怖感が消失していることが大前提となります。ただし季節の変わり目や職場の異動、大きなイベントなどの時期に減量を行うと、もしうまくいかなかった場合に、その方法がよくなかったのか、それとも種々の変化が影響したのかが分かりにくくなってしまいます。したがって、なるべく環境変化などの少ない時期を選ぶのがよいでしょう。また、ベンゾジアゼピン受容体作動薬は6カ月以上の内服で依存が形成されやすいとされているため、できれば6カ月以内に減量・中止を行うのがよいと考えられます。

また、「漸減法」など適切な減量・中止方法について知っておく必要があります。その際のポイントは、すでに述べたように①ゆっくり、②少しずつ、③ダメなら戻ってやり直し、となります。具体的な「漸減法」については、ぜひp.114～115を参考にして下さい。

入院中は、内服中のベンゾジアゼピン受容体作動薬を減量・中止する大きなチャンスです。入院時は全ての内服薬を確認するため、一元的に評価することができます。また、入院中はベンゾジアゼピン受容体作動薬のデメリットや減量・中止方法などに関する説明の時間を十分とることができますし、場合によっては精神科医や薬剤師に相談することも可能です。さらには、減量・中止に伴う症状の再燃や副作用などについて毎日モニタリングを行い、すぐ手当てができるのも入院ならではの大きなメリットと考えられます。

入院すると環境変化や治療・検査への不安、身体症状などから不眠をきたしやすくなります。そのため患者さんは薬剤調整を希望することもありますが、それを逆手に取って、より安全性の高い薬剤に変更していくきっかけにできます。

さいごに、もし入院中に内服中のベンゾジアゼピン受容体作動薬の調整を行った場合は、必ず処方医に対して情報提供書を作成しましょう。ただし「処方医はやむをえず多剤併用となったもの」と考え、こちらの判断で薬剤変更を行ったことを陳謝するなど、処方医に十分配慮した内容にすることが大切です。

ベンゾジアゼピン受容体作動薬を初めて投与する際には、できるだけ処方の根拠や評価・中止の目安について、明確にカルテに記載しておきましょう。

ベンゾジアゼピン受容体作動薬
初回投与時のカルテ記載

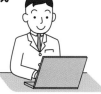

カルテ記載例

●評価（assessment）
・不安や焦燥が強く、それによる不眠をきたしている。
・悪循環を絶つ目的にて、デパス® が必要である。

☞処方の根拠

●計画（plan）
・今後、定期的に評価し、不安や焦燥感が軽減すれば、
少なくとも半年以内（〇月まで）に減量・中止を行う

☞評価・中止
の目安

解 説

　外来で患者さんが不眠を訴え、不眠症と判断してベンゾジアゼピン受容体作動薬を投与する場合、多剤・長期処方を避けるための準備と心構えが大切です。これまで説明した「入口」改革と「出口」戦略をまとめると、以下のようになります。

> ・まず不眠症の治療薬として、ベンゾジアゼピン受容体作動薬を第1選択にしない。
> ・もしベンゾジアゼピン受容体作動薬を選択する場合は、「不眠に加えて不安や焦燥が強いため、その悪循環を絶つ目的で処方する」など、処方の根拠を明確にする。
> ・長期処方を避けるために定期的に評価を行うことや、具体的な中止の目安（どのような状態になったらやめるか/いつ頃までにやめるか）などを明確にする。

　これらについては、自分の頭の中で考えるだけでなく、実際の思考過程をできるだけカルテに記載しておくのがよいでしょう。記載することで自分に対するリマインドになりますし、「初診、忘るべからず」ということで、"ブレない覚悟"を持ち続けることができます。

　また、カルテ上でベンゾジアゼピン受容体作動薬の処方意図を明確にしておくと、他の診療科の医師や自分の後もしくは代わりにみる医師は、不要な薬剤を追加せずにすむかもしれません。さらに、「この先生は、今の時代になっても、まだベンゾジアゼピン受容体作動薬を簡単に処方しているの？」などと、変に誤解されずにすみます。

入院中に多剤・長期内服中のベンゾジアゼピン受容体作動薬を減量・中止する際には、以下のフローチャートに沿って慎重にすすめましょう。

フローチャート
入院における多剤・長期内服中のBZ受容体作動薬について

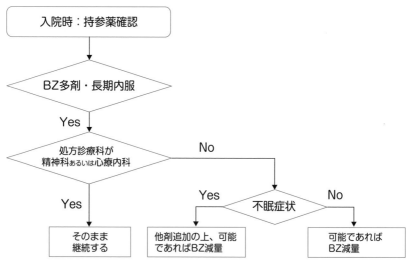

入院時：持参薬確認

↓

BZ多剤・長期内服

Yes ↓

処方診療科が
精神科あるいは心療内科 — No

Yes ↓

Yes — 不眠症状 — No

| そのまま継続する | 他剤追加の上、可能であればBZ減量 | 可能であればBZ減量 |

＊BZ：ベンゾジアゼピン

JCOPY 498-22934

　ベンゾジアゼピン受容体作動薬を多剤あるいは長期内服している患者さんについて、減量・中止に最も適するのは、やはり入院中です。

　まず入院時に持参薬を確認する際、ベンゾジアゼピン受容体作動薬を内服しているかどうかについて、必ずチェックしましょう。なお、ベンゾジアゼピン受容体作動薬は後発品が多く、馴染みのない薬剤名のこともあるため、十分注意が必要です。

　ベンゾジアゼピン受容体作動薬を多剤あるいは長期内服している場合、次に確認することは、それらの薬が精神科や心療内科から処方されているかどうかです。もし精神科や心療内科から処方されている場合、背景にうつ病や不安障害などの精神疾患があることも多いため、原則として変更は避けましょう。

　精神科や心療内科ではなく、例えばかかりつけの内科から処方されている場合は、減量・中止や他剤への変更について検討します。その際に確認する必要があるのは、眠れているどうかです。

　もし患者さんが眠れずに困っている場合、比較的薬剤調整は行いやすいと考えられます。したがって、例えばオレキシン受容体拮抗薬を追加し、睡眠がとれるようになったら、その後内服中のベンゾジアゼピン受容体作動薬を徐々に減量・中止していきましょう。

　問題は、患者さんがよく眠れているケースです。その場合、患者さん自身は内服中のベンゾジアゼピン受容体作動薬に満足しており、特に困ってはいないため、薬剤調整（ベンゾジアゼピン受容体作動薬の減量）を行うには工夫が必要になります。

患者さんの行動変容を引き出すためには、患者さんの認識を
把握し、その認識に合わせて説明を工夫するなど、個別性に
十分配慮することがポイントになります。

ポリファーマシーからの脱却
行動変容

作 戦

1. 患者の認識（どのように考えているか？）を把握する
2. その認識に合わせた説明を行う

入院をきっかけに、
睡眠薬を変えてみるのは
どうでしょうか？

一度やめてみたんですけど、
全然眠れなくなったんです。
薬を変えるのは不安です。

なるほど、離脱症状の
ことだな。少しずつ減
らせば、離脱症状が出
ないことを説明しよう。

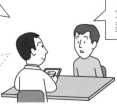

JCOPY 498-22934

解 説

　患者さんが多剤・長期内服中のベンゾジアゼピン受容体作動薬に対して特に困っていない場合、その行動を変える（ベンゾジアゼピン受容体作動薬を減量または中止すること）のは、決して一筋縄ではいきません。常用量依存の問題や長期内服のデメリットについて、いくら時間をかけて熱心に説明しても、患者さんは自分に興味のない話に耳を貸そうとしませんし、ましてマニュアル的で医学用語を交えた説明だと、全然響かないのは当然です。

　どのような経緯でベンゾジアゼピン受容体作動薬を飲み始めたのか、そして飲み続けてきた中でどのような経験をし、今どのように感じているかなどは、患者さんによって大きく異なるはずです。そこで、患者さんの行動を変えるためには、次のような順番ですすめるようにしましょう。

　1. 患者さんがどのように考えているか、その認識を確認する。
　2. その認識に合わせて、説明する内容を変える。

　まず患者さんの認識を確認するために、「今は眠れているようですが、入院をきっかけに安全性の高い睡眠薬に変えてみるのはどうでしょうか？」などと、オープン・クエスチョンで尋ねてみましょう。すると、患者さんのとらえ方だけでなく、不安や気がかりなことが浮き彫りになってきます。もし患者さんに、「前に睡眠薬を飲むのをやめたら全然眠れなくなったので、薬を変えるのは不安なんです」といわれたとしましょう。つまり、その患者さんは離脱症状を経験したことで薬剤変更への不安を感じている、と評価できるのです。

　そこで、「そのような経験をすると、薬を変えることに対して不安になりますよね。実は長く飲んでいる睡眠薬を急に中止すると、その反動で眠れなくなることがあるんです。ただ、例えば半分ずつとか、1/4 ずつとか、少しずつ時間をかけて減らしていくと、うまくいくことがほとんどです。入院中は外来と違ってこまめに相談できますし、もしうまくいかなかったときでもすぐにわれわれが対応します。最近になって、睡眠薬はクセになったり認知症になりやすいようなことも分かってきたので、もしよければ今回の入院をきっかけとして、睡眠薬を減らしたり、安全な薬に変えたりするのはどうでしょうか？」などとお伝えするのがよいでしょう。

入院後に長期・多剤内服中のベンゾジアゼピン受容体作動薬を調整する際には、処方診療科や不眠の有無を確認するほか、離脱症状に注意することが重要です。

ベンゾジアゼピン受容体作動薬
内服薬をどのように調整するか？

Case	内服薬	処方診療科	入院後不眠
1	マイスリー® 5 mg 1 錠 ベンザリン® 5 mg 2 錠	精神科	なし
2		内科	なし
3		内科	あり

入院中は、BZ 受容体作動薬を減量・中止するチャンス！
もし入院時に不眠があれば、なおさら大チャンス‼

JCOPY 498-22934

解 説

　では、ベンゾジアゼピン受容体作動薬を長期・多剤内服中の患者さんが入院した際、どのように薬剤変更すればよいか、具体例を挙げてみましょう。

　Case 1 は、マイスリー® 5 mg 1 錠とベンザリン® 5 mg 2 錠を内服中の患者さんです。処方診療科を尋ねたところ、これらの薬は精神科から処方されていることが分かったため、背景にうつ病などがある可能性を想定し、同内容・同量で継続することにしました。入院後、特に不眠はみられませんでした。

　Case 2 は、同じくマイスリー® 5 mg 1 錠とベンザリン® 5 mg 2 錠を内服中の患者さんです。これらの薬は、かかりつけの内科から 10 年以上にわたって処方されているようで、この入院がまさに減量・中止または他剤へ変更するチャンスです。ただし、この患者さんは不眠をきたしていないため、当然ながら本人は睡眠薬の調整を希望されていません。そこで前述のように、まずは患者さんの認識を確認し、その認識に合わせた説明を行い、患者さんが納得した上で薬剤調整を開始することが大切です。まずはマイスリー® またはベンザリン® のいずれかを減らすことになりますが、複数のベンゾジアゼピン受容体作動薬を内服している場合、半減期の長いものほど離脱症状が出現しにくいので、今回はベンザリン® から減量しました。そして、減量幅をなるべく小さくして時間をかけるのがよいでしょう。特にスタートは最も重要で、ここで失敗（離脱症状が顕著に出現）すると患者さんの抵抗感が強くなり、二度とやり直しはできないかもしれません。患者さんに成功体験を積んでもらうためにも、できるだけ慎重にすすめましょう。また、単に減らすだけでなく、減らしたことで眠れなくなった場合の「不眠時」頓服を準備しておくことも重要です。その際、ベンザリン® 0.5 錠としてもとの薬を飲めるようにしておくか、ベンゾジアゼピン受容体作動薬以外の薬としてデエビゴ® などを使うのがよいでしょう。

　Case 3 は、Case 2 と異なり、入院後に不眠を認めています。したがって、患者さん自身も薬剤調整を希望していることが多いため、この場合はマイスリー® とベンザリン® は同内容・同量で継続とし、新たにデエビゴ® などを追加しましょう。そして、追加によって眠れてくるようであれば、もともとの内服薬であるベンゾジアゼピン受容体作動薬のうち、例えば半減期の長いベンザリン® の減量にチャレンジするのがよいでしょう。

ベンゾジアゼピン受容体作動薬のポリファーマシー対策で重要なのは、「北風」ではなく「太陽」としての対応です。

「北風と太陽」

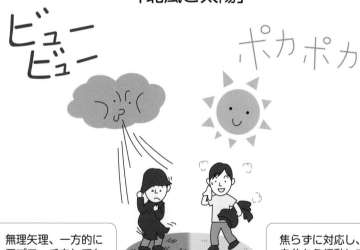

ビュービュー

ポカポカ

無理矢理、一方的に
アプローチをしても
うまくいかない！

焦らずに対応し、
自分から行動して
もらうことが大切！

解 説

　イソップ童話「北風と太陽」。とても有名な話なので、ほとんどの方がご存知と思います。

　あるとき、北風と太陽が力くらべをするため、「どちらが旅人の上着を脱がせることができるか」という勝負をすることになりました。

　まず、北風がビュービューと風を吹いて、上着を吹き飛ばそうとしました。しかし、寒さを嫌がった旅人は上着を押さえてしまい、北風は結局旅人の上着を脱がせることができませんでした。

　次に、太陽が旅人をポカポカと照らしました。すると、旅人は暑さに耐えられなくなり、なんと自分から上着を脱いでしまいました。

　これで、勝負は太陽の勝ちとなりました。

　著者は、長期にわたってベンゾジアゼピン受容体作動薬を内服している患者さんに接するとき、いつもこの「北風と太陽」の話が頭に浮かびます。

　いくらリスクがあるからといえ、無理にそのベンゾジアゼピン受容体作動薬をとりあげようとすると、決してうまくいかないように感じています。たとえ正論であっても、厳しい態度で一方的なアプローチを行うことはかえって逆効果になる、というのは、多くの方が経験されているのではないでしょうか。

　最も有効なのは、焦らず着実にすすめていくこと、そして患者さんが能動的に動くようにはたらきかけることです。では、どのように説明をすれば患者さんが前向きに取り組むようになるのか？それはすなわち、患者さん自身に問題意識を持ってもらうことです。

　ベンゾジアゼピン受容体作動薬のポリファーマシー対策の第一歩として、まずは「患者さんに『問題意識』を持ってもらうこと」が極めて重要です。

ベンゾジアゼピン受容体作動薬のポリファーマシー対策として、患者さんに「問題意識」を持たせつつ、スモールステップで一緒に取り組む姿勢が重要です。

著者の基本方針

①患者に「問題意識」を持たせる（≠不安を煽る）

②スモールステップ

③（医師が）焦らない、（患者に）焦らせない

④睡眠衛生指導を併用する

⑤小冊子やパンフレット、動画などの資材を用いる

⑥必ずしも「中止」を最終目標としない

⑦必ずしも「全ての患者」の減量・中止を目指さない

　著者は、岡山大学病院精神科リエゾンチームのメンバーとして、2019年に「睡眠薬の整理に関する専門外来（睡眠薬ポリファーマシー外来）」を立ち上げました。そこでの経験も踏まえて、長期・多剤内服中のベンゾジアゼピン受容体作動薬を減量・中止する際の基本方針について、そのポイントを説明します。

　まず、患者さんに「問題意識」を持ってもらうことが大切です。長期にわたってベンゾジアゼピン受容体作動薬を多剤内服中の患者さんでも、そのことに何ら疑問に感じていません。これは決して患者さんの問題ではなく、むしろ十分説明してこなかった医師の側に責任があるのかもしれません。そこで、決して不安を煽るわけではありませんが、「今内服中の睡眠薬ですが、実は最近になって多くのデメリットが明らかになってきたんです…」などと説明し、患者さん自身に問題に直面化してもらうことから始めましょう。

　次にスモールステップ、つまり近いところに具体的な目標を定め、患者さんの「達成感」や「成功体験」を積み重ねていくことが大切です。そのことによって、患者さんのモチベーションを長く維持することが可能となります。その意味でも、医師自身が焦らないこと、そして患者さんにも焦らないように伝えるなど、時間をかけて一緒に取り組んでいくことが大切です。

　また睡眠衛生指導の併用、これは必要不可欠です。小冊子やパンフレット、動画などの資材を使って、一緒に生活習慣を見直しましょう。視覚情報は理解が得られやすく、後からでも何度も確認できるなど、メリットは極めて大きいと考えられます。睡眠衛生指導の動画については、岡山大学病院精神科リエゾンチームが作成したものをYouTubeにアップしていますので、患者さんに視聴していただくようお伝え下さい（p.52〜53）。

　さいごに、ベンゾジアゼピン受容体作動薬を長期・多剤内服中の患者さんに対して、必ずしも「中止」を最終目標にしないことです。「減量・中止」だけでなく、場合によっては「（薬の種類や量を考慮に入れた）安全な長期維持療法」という選択肢も考えられます。個々の患者さんにあったゴールについて、いろいろな角度から柔軟に考えるようにしましょう。

限られた診察時間の中で効果的・効率的に睡眠衛生指導やベンゾジアゼピン受容体作動薬の減量・中止方法について伝えるためには、資材を活用するのがよいでしょう。

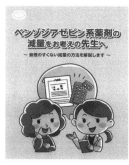

医師向け

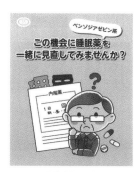

（すでに BZ 受容体作動薬を内服中の）患者向け
☞長期内服のデメリットを強調

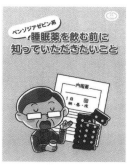

（これから BZ 受容体作動薬を内服する）患者向け
☞やめる時期や、やめ方を強調

＊BZ: ベンゾジアゼピン

JCOPY 498-22934

解説

　すでにご紹介しましたが、著者らは 2019 年に「睡眠薬の整理に関する専門外来（睡眠薬ポリファーマシー外来）を立ち上げました。

　この外来の立ち上げにあたって、岡山大学病院精神科リエゾンチームでは、睡眠薬に関する３つのリーフレットを作成しました。もしよければ、ご自由にダウンロードの上、ぜひご活用下さい。特に、「医師向け」のリーフレットは「失敗しにくいベンゾジアゼピン受容体作動薬減量の手順」「精神科医が減量に成功した事例」「精神科医に聞く『ベンゾジアゼピン受容体作動薬を減らすときのコツ』」など、充実した内容になっており、超オススメです！

リーフレット
　http://psychiatry.ccsv.okayama-u.ac.jp/medical/expert.html
＜医師向け＞
◆ベンゾジアゼピン系薬剤の減量をお考えの先生へ〜無理の少ない減量の
　方法を解説します〜
＜患者さん向け＞
◆この機会に睡眠薬（ベンゾジアゼピン系）を一緒に見直してみませんか？
◆睡眠薬（ベンゾジアゼピン系）を飲む前に知っていただきたいこと

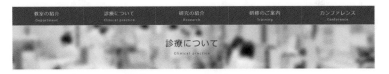

☝よろしければ
　ダウンロードのうえ
　ご自由にお使い下さい。

番外編―睡眠薬のポリファーマシー対策―

睡眠障害対処
12の指針

1 睡眠時間は人それぞれ
日中の眠気で
困らなければ十分！

- 睡眠時間の長い人も短い人も
- 季節でも変化する
- 年をとると睡眠時間は短くなる
- 「8時間睡眠」にこだわらない

2 刺激物を避け、
寝る前に自分なりの
リラックス法を！

- 寝る前のカフェイン摂取や喫煙、スマートフォン（ブルーライト）の使用を避ける
- ストレッチ、ぬるめの入浴
- 軽めの読書・音楽

3 眠たくなってから
布団に入る！
就寝時間に
こだわらない！

- 眠ろうとする意気込みが、かえって頭を冴えさせ、寝つきを悪くしてしまう
- そもそも、自分で決めた時間には眠れない

4 毎朝
同じ時刻に起床！

- 寝る時間は決めず、起きる時間を決めておく
- 早寝をしようとするのではなく、早起きが早寝につながる

5 光の利用で
良い睡眠！

- 目が覚めたら日光を取り入れ、体内時計をスイッチオン
- 夜は明るすぎない照明に

6 規則正しい3度の食事！
運動習慣！

- 朝食は心と体の目覚めに大切
- 夜食はごく軽く
- 運動習慣は熟眠を促進する

7 昼寝をするなら
15時までの30分！

- 長い昼寝はぼんやりのもと
- 夕方以降の昼寝は夜の睡眠に悪影響となる

8 眠りが浅いときは、
積極的に
遅寝・早起きに！

- 布団の中で過ごす時間が長くなると熟眠感が減る

9 睡眠中の
激しいいびきや呼吸停止
脚のむずむず感は
要注意！

- いずれも、睡眠関連障害の可能性があり、専門的な治療が必要

10 十分眠っても
日中眠気が強いときは
専門医受診を！

- ナルコレプシーなど、詳しい検査や専門的な治療が必要なことがある
- 車の運転に十分注意する

11 睡眠薬代わりの
寝酒は
不眠のもと！

- アルコールは深い睡眠を減らし、朝早く目が覚める原因となる
- 寝酒をきっかけに飲酒量が増え、アルコール依存症になることも

12 睡眠薬は
医師の指示で
正しく使えば安全！

- 決まった時刻に服用する
- アルコールと併用しない
- いつまで飲むかなど、医師とよく相談する

YouTube「睡眠でお困りのあなたへ（睡眠のための12の指針）」

JCOPY 498-22934

本書で紹介した睡眠薬一覧

分類		一般名	薬剤名	後発品（ジェネリック）	作用時間別分類	臨床用量	薬価
ベンゾジアゼピン受容体作動薬	非ベンゾジアゼピン系薬剤（Z-drug）	ゾルピデム	マイスリー	有	超短時間作用型	5〜10 mg	30.9〜50.3 円
		ゾピクロン	アモバン			7.5〜10 mg	15.3〜17 円
		エスゾピクロン	ルネスタ			1〜3 mg	45.6〜91.2 円
	ベンゾジアゼピン系薬剤	トリアゾラム	ハルシオン			0.125〜0.5 mg	7.8〜11.7 円
		エチゾラム	デパス	無	短時間作用型	0.5〜3 mg	9.2〜30.3 円
		ブロチゾラム	レンドルミン			0.25〜0.5 mg	19.3〜38.6 円
		ロルメタゼパム	エバミール/ロラメット			1〜2 mg	17〜35.6 円
		リルマザホン	リスミー	有	中間作用型	1〜2 mg	14.5〜23.3 円
		フルニトラゼパム	サイレース			0.5〜2 mg	5.65〜12.9 円
		エスタゾラム	ユーロジン			1〜4 mg	7.3〜23.4 円
		ニトラゼパム	ベンザリン/ネルボン			5〜10 mg	9.3〜14.6 円
メラトニン受容体作動薬		ラメルテオン	ロゼレム	無		8 mg	86.2 円
オレキシン受容体拮抗薬		スボレキサント	ベルソムラ			10〜20 mg	69.3〜109.9 円
		レンボレキサント	デエビゴ			2.5〜10 mg	57.3〜136.2 円
鎮静系抗うつ薬		トラゾドン	レスリン/デジレル	有		25〜150 mg	12.4〜69.3 円
鎮静系抗精神病薬		クロルプロマジン	コントミン			12.5〜50 mg	9.4 円
		レボメプロマジン	ヒルナミン			5〜50 mg	5.7〜6.5 円
		クエチアピン	セロクエル			12.5〜50 mg	12.08〜57.4 円

＊薬価は 2021 年 4 月のもの

巻末資料

参考＆オススメ書籍

- 三島和夫, 編. 睡眠薬の適正使用・休薬ガイドライン. じほう；2014.
- 内山　真, 編. 睡眠障害の対応と治療ガイドライン 第3版. じほう；2019.
- 木村勝智, 編. 新時代不眠症治療宣言！　南山堂；2019.
- 松浦雅人, 編. 内科医のための睡眠薬の使い方. 診断と治療社；2015.
- 日本睡眠学会 認定委員会 睡眠障害診療ガイド・ワーキンググループ, 監修. 睡眠障害診療ガイド. 文光堂；2011.
- 井上真一郎, 著. せん妄診療実践マニュアル. 羊土社；2019.

JCOPY 498-22934

索 引

著者プロフィール

井上　真一郎（いのうえ　しんいちろう）

【略歴】
2001 年に岡山大学医学部を卒業後、岡山大学病院、高岡病院、下司（げし）病院、
香川労災病院などを経て、2009 年から岡山大学病院に勤務、2023 年から新見公立大学
健康科学部看護学科
【現職】
新見公立大学健康科学部看護学科
【専門分野】
リエゾン精神医学、サイコオンコロジー（精神腫瘍学）、産業精神医学
【所属学会】
日本精神神経学会　専門医・指導医
日本総合病院精神医学会　理事・評議員・専門医・指導医
日本サイコオンコロジー学会　評議員
日本緩和医療学会
日本精神科診断学会
【その他】
岡山県警察本部　産業医
岡山県教育委員会　産業医
岡山市水道局　産業医
ユニ・チャーム株式会社　産業医

がいらい びょうとう やくだ
外来・病棟で役立つ！
ふ みんしんりょう
不眠診療ミニマムエッセンス　　　　Ⓒ

発　　行	2021 年 9 月 10 日	1 版 1 刷	
	2023 年 6 月 10 日	1 版 2 刷	

いの うえ しん いち ろう
著　　者　　井 上 真 一 郎

発 行 者　　株式会社　　**中 外 医 学 社**

　　　　　　代表取締役　　**青 木　　滋**

　　　　　　〒 162-0805　　東京都新宿区矢来町 62
　　　　　　電　　話　　03-3268-2701(代)
　　　　　　振替口座　　00190-1-98814 番

印刷・製本/三報社印刷（株）　　　　〈SK・HO〉
ISBN 978-4-498-22934-1　　　　Printed in Japan

JCOPY ＜(社)出版者著作権管理機構　委託出版物＞